薬の選び方を学び 実践する

# OTC薬入門

## ［改訂第6版］

監修　上村 直樹
　　　鹿村 恵明

# 発刊によせて

　セルフメディケーションの必要性がいわれ始めてからかなりの歳月を経ながらも、いまだに活発な実践に至っていないというのが実情です。2009年の薬事法改正によって、ようやくOTC薬の定義、新しい販売方法等についての規定が記載されました。続く2014年の改正では、OTC薬のインターネット販売を可能とする法整備が行われるなど、OTC薬の使用を推進する動きは活発に進められています。さらに、昨今の健康サポート薬局制度では、地域における病気の予防や健康サポートを担う中心的存在として、薬局や薬剤師の活躍が期待されています。見方によっては、これまでOTC薬についてあまり関心をもつことのなかった薬剤師には、これからは正しい知識を厳しく要求されるということではないでしょうか。

　『薬の選び方を学び 実践する　OTC薬入門』は、まさにセルフメディケーションの認識、OTC薬の知識の獲得を通して、"OTC薬入門"に際して十分に役立つと思われます。しかし本書の内容はそのレベルにとどまらず、このまま「医薬品入門書」といってもよいほどに緻密で、高度に洗練されています。いま私たちに必要なのは厚ぼったい知識の缶詰ではなく、OTC薬、ひいてはすべての医薬品を、どうすれば生活者の役に立てるようにできるのかについての知識と技能なのです。

　本書はOTC薬販売者だけでなく、調剤に携わる薬剤師にとっても大切な医薬品情報の提供にあたって役立つ1冊といえます。

　2021年3月

千葉大学 名誉教授 ／ 元 新潟薬科大学 学長

山崎 幹夫

# 監修のことば

　薬局の多くは調剤を主たる業務とした「いわゆる調剤薬局」になってしまいました。私の子供の頃の薬局のイメージは、OTC薬だけでなく化粧品や雑貨も取り揃えている店舗です。しかし現在の調剤薬局といわれるところは、イスと服薬カウンターだけのイメージで、とても同じ業種とは思えないくらい変貌してしまいました。医薬分業の推進は薬剤師の専権業務である調剤を取り戻したものの、薬局本来の姿を変えてしまいました。そこで国は健康サポート薬局制度を平成28年10月から開始して、病気にならないようにするための予防や健康をサポートする業務を求めるようになりました。OTC薬の供給はまさにその制度の中心であり、逼迫した保険医療費の軽減や医師不足、病院混雑の解消も期待されています。また薬局は「薬」という「物」を中心とした業務から「人」を中心とした業務へ変わることを求められています。医薬分業の推進は顧客に合ったOTC薬の選び方や販売方法を薬剤師から奪っただけでなく、薬剤師が選んだ薬で顧客の容体が良くなるという喜びも忘れさせてしまいました。もう一度本来の薬剤師のやり甲斐を取り戻すためにも本書がお役に立てば幸いです。

　本書はイメージマップを用いて顧客に合ったOTC薬の選択ができるという特徴があります。またバラバラな知識を整理できるように巻末にポイントをまとめた付表を作り、本文から参照できるように付表番号を記載しました。本書は大学で不足しているOTC薬教育に役立ていただくことはもちろん、健康サポート薬局やかかりつけ薬局の薬剤師の先生方の座右の書として役立てていただければ幸いです。本書によりOTC薬の適正使用と適切な受診勧奨が行われ、国民の健康サポートに貢献できることを期待しております。

2021年3月

（株）ファーミック　代表取締役 ／ 東京理科大学薬学部　教授

上村　直樹

国民のセルフメディケーションへの関心が高まる中、薬局薬剤師、登録販売者に対する期待もますます広がってくることでしょう。このような環境の中、OTC薬の販売に関するたくさんの書籍が出版されています。しかしながら、それらのほとんどが辞書のように分厚く、薬局の店頭でちょっと確認するには使いにくい書籍ばかりです。そこで、本書の基本コンセプトを「簡単、軽い、安い！」とし、ハンディータイプの安価な書籍としました。

　また、学術的には優れていても、実践できるような内容でなければ現場で使える書籍とはいえません。そこで、本書では実際に薬局の店頭でOTC薬を販売している現場の薬剤師の方々に執筆を依頼しました。したがって、ベテランの薬局薬剤師の経験が集約された内容になっています。そして、何といっても本書の最大の特徴は、「PART2　薬効別OTC薬」の「イメージマップ」です。どのような流れでOTC薬を選んでいけばよいのか、イメージマップを手がかりに頭の中で想像できるようになっています。たとえ新人であっても本書を活用しながら経験を積んでいけば、自然と商品選択の流れを理解できるようになることでしょう。本書を活用することにより、新人の薬剤師、登録販売者の方が、1日でも早く店頭で自信をもって顧客からの相談を受けることができるようになることを期待しております。

　今回の改訂版では、医薬品のリスク分類や商品名の変更、製造中止等に伴い、「PART2　薬効別OTC薬」の「主な商品・特徴」を修正するとともに、新たに発売された商品を追加いたしました。

　2021年3月

エムズ薬局 ／ 東京理科大学薬学部 教授

鹿村　恵明

# 執筆者一覧 (五十音順)

伊集院 一成 　　薬局キッズファーマシー／東京理科大学薬学部 教授

出石 啓治 　　　いずし薬局／福山大学薬学部 客員教授

上村 直樹 　　　富士見台調剤薬局／東京理科大学薬学部 教授

鹿村 恵明 　　　エムズ薬局／東京理科大学薬学部 教授

下平 秀夫 　　　富士見台調剤薬局／帝京大学薬学部 教授

塚原 俊夫 　　　ツカハラ薬局／東京理科大学薬学部 臨床教授／東京薬科大学薬学部 客員教授

中井 用子 　　　株式会社カワチ薬品経営企画部能力開発室教育第2グループ

花島 邦彦 　　　茅ヶ崎寒川薬剤師会地域医療センター薬局／東京理科大学薬学部 臨床教授

# 本書をお読みいただく前に

- PART1ではOTC薬に関する全般的な内容を紹介しました。
- PART2ではOTC薬を17の分類に分け、それぞれ次のような構成でまとめました。
    ① イメージマップ：どのような流れで顧客に最適なOTC薬を選択すればよいのか、頭の中でイメージできるように図を作成しました。まずはイラストを見ましょう。そこから線をたどっていくと、どのようなOTC薬を販売すべきか、受診勧奨をすべきかがわかります。■■■ は薬の成分や受診勧奨などの対処法、□□□ □□□ は症状や疾患名などを示しました。また、「イメージマップ」の理解を助けるために、イメージマップの右頁に解説を記載。
    ② 販売前に確認：OTC薬を販売する前に、顧客に確認する内容を記載。
    ③ 生活の留意点：症状の予防法など、顧客のセルフケアのために、アドバイスをするとよい内容を記載。
    ④ 主な商品・特徴：主なOTC薬を表でまとめて紹介。
    ⑤ 付表：巻末にOTC薬販売時の重要な注意点を、副作用・禁忌・成分別にまとめて紹介。
- 薬剤師、登録販売者としての「基本的な知識」を習得することを目的にしている書籍です。より詳細な内容は、他書を参考にしてください。
- 基本的な知識の習得を目的に、ハンディータイプの書籍としました。OTC薬の販売にあたっては、商品の外箱や添付文書の記載事項を十分に確認するようにしましょう。
- 商品の数を絞って解説しました。商品を自分の店にあるものに置き換えたり、必要な情報を追加していきましょう。
- 妊婦、授乳婦への対応については、触れないか、簡単に解説するにとどめました。妊婦、授乳婦等に関しては、販売しないで受診勧奨するのが基本です。
- OTC薬を販売するにあたっての心構えやマナー、コミュニケーションなどについては、弊社の『信頼される薬剤師の行動マナー　困ったときに役立つコミュニケーションQ＆A「改訂版」』も併せてご活用することをお勧めします。

# 目次

## part 1 | OTC薬の基本

## part 2 | 薬効別OTC薬

# 参考文献

- 上村 直樹・平井 みどり (監)『新ビジュアル薬剤師実務シリーズ 上 薬剤師業務の基本 [知識・態度] 第3版』, 羊土社, 2017
- 中島 恵美・伊東 明彦 (編)『今日のOTC薬 解説と便覧 改訂第5版』, 南江堂, 2021
- 中島 恵美・渡辺 謹三 (著)『わかりやすいセルフメディケーションとOTC医薬品の使い方 改訂版』, ネオメディカル, 2011
- 日本家庭医療学会 (編)『プライマリ・ケア救急 即座の判断が必要なとき』, プリメド社, 2007
- 泉澤 惠 (監)『製品選択のポイントがわかる「OTCメディケーション」虎の巻 第3版』, 日経BP社, 2014
- 武政 文彦・安部 好弘 (編・著)『症状別チェック式 OTC薬の選び方・使い方』, じほう, 2006
- 古澤 康秀 (監)『薬剤師・登録販売者必携 OTC医薬品 使用上の注意ガイドブック』, じほう, 2009
- 田中 良子・木村 健 (編)『薬効別 服薬指導マニュアル 第9版』, じほう, 2018
- DRUGS IN JAPAN日本医薬品集フォーラム (監)『日本医薬品集 一般薬2019-20』, じほう, 2018
- 水島 裕 (監)『メディクイックブック第2部 患者さんによくわかる生活指導と薬・検査・手術の説明 改訂第3版』, 金原出版, 2006
- 堀 美智子 (監)『OTC薬ガイドブック 第3版 選ぶポイント すすめるヒント』, じほう, 2013
- 日本薬学会 (編)『薬学生・薬剤師のための知っておきたい一般用医薬品』, 東京化学同人, 2006
- 日本薬学会 (編)『知っておきたい一般用医薬品 第2版』, 東京化学同人, 2008
- 水島 裕 (編)『今日の治療薬2021 解説と便覧』, 南江堂, 2021
- 橋本 一・林 泉 (監)『抗菌薬を理解するために 改訂第5版』, 国際医学出版, 2013
- 齋藤 洋 (編・著) ほか『一般用医薬品学概説 第2版』, じほう, 2006
- 福井 次矢 (監)『[新赤本] 第六版 家庭の医学』, 保健同人社, 2008
- 宗像 守 (著)『ドラッグストアの常識 実務編』, 商業界, 2008
- Dr. DS (著)『良いドラッグストアの条件』, 薬事日報社, 2008
- 堀 美智子 (監)『39のケースで考える OTC薬販売の実践問題集』, じほう, 2006
- 日本薬剤師会「要指導医薬品、一般用医薬品販売の手引き 改訂第2.1版』, 2017
- 日本薬剤師会 (監)『調剤と情報』vol.15 No.5, じほう, 2009
- 日本薬剤師会 (監)『調剤と情報』vol.15 No.9, じほう, 2009
- 薬事医療法制研究会 (編)『やさしい医薬品医療機器等法―医薬品・医薬部外品・化粧品編―』, じほう, 2015
- 『きょうの健康』2006年5月号, 日本放送出版協会, 2006
- 『きょうの健康』2006年7月号, 日本放送出版協会, 2006
- 『きょうの健康』2007年2月号, 日本放送出版協会, 2007
- 『きょうの健康』2007年12月号, 日本放送出版協会, 2007
- 『きょうの健康』2009年1月号, 日本放送出版協会, 2009
- 『日経DI』2009年3月号 (No.137), 日経BP社, 2009
- 『日経DI』2009年5月号 (No.139), 日経BP社, 2009
- 『日経DI』2009年7月号 (No.141), 日経BP社, 2009
- 『ENIF医薬ニュース』Vol.23 No.15, 東邦薬品, P16-19, 2014
- 医薬品医療機器情報提供ホームページ (https://www.pmda.go.jp/ 2021年2月閲覧)
- 「タケダ健康サイト」ホームページ (https://www.takeda-kenko.jp/ 2021年2月閲覧)
- 厚生労働省ホームページ (https://www.mhlw.go.jp/index.html 2021年2月閲覧)
- 日本一般用医薬品連合会ホームページ (https://www.jfsmi.jp/ 2021年2月閲覧)

# part 1
# OTC薬の基本

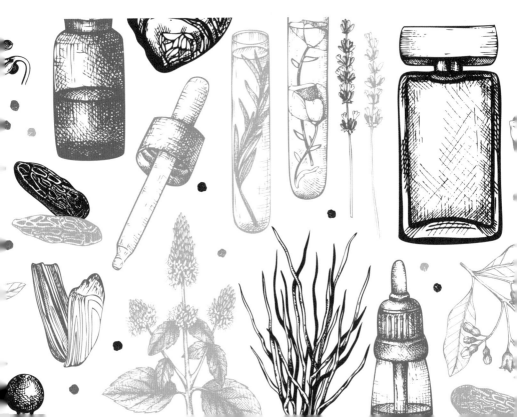

# OTC薬とは

## はじめに

　OTC薬（OTC医薬品※）とはOver The Counter Drug のことで、薬局や店舗販売業で処方箋がなくても購入できる医薬品（要指導医薬品、一般用医薬品）のことです。医師の診察行為がなく消費者が自分の体調変化を自分自身で判断して購入することになるため、薬剤師、登録販売者はそのセルフメディケーションの支援を積極的に行う必要があります。

　2009年6月に改正薬事法でOTC薬のリスク分類が行われ、販売方法が変わりました。その理由としては医薬品販売のルール作りの必要性や登録販売者制度の導入、比較的リスクの高いスイッチOTC薬の増加や副作用等の発生など薬剤師による専門的な説明が必要とされたからです。それから5年後の2014年6月12日には改正薬事法が施行され、要指導医薬品の新設や一般用医薬品のインターネット販売等の販売制度の改正が行われました。その後2014年11月25日に「薬事法」は「医薬品、医療機器等の品質、有効性及び安全性の確保等に関する法律」（医薬品医療機器等法）に題名が改められました。これはインターネット販売の普及など、時代の変化が大きな要因です。スイッチOTCやダイレクトOTCのうち厚生労働省令で定める期間が経過していないものや毒薬・劇薬は要指導医薬品とされ、薬剤師の対面による情報提供と、薬学的知見に基づく指導が義務づけられました。要指導医薬品の販売にあたっては、年齢や他の医薬品の使用状況の確認が義務づけられています。スイッチ・ダイレクト直後品目は、安全性評価が終わりしだい、一般用医薬品に移されます。なお、要指導医薬品と一般用医薬品は区別して陳列しなければならないことになっています。また、2013年「日本再興戦略」に「薬局を地域に密着した健康情報の拠点として、一般用医薬品等の適正な使用に関する助言や健康に関する相談、情報提供を行う等、セルフメディケーションの推進のために薬局・薬剤師の活用を促進する。」との内容が盛り込まれ、2017年「健康サポート薬局のあり方について」では一般用医薬品や健康食品等についての薬局の環境や薬剤師の資質について詳しく記されています。薬局は調剤するだけの施設ではなく、地域住民の健康維持・増進に寄与するためにOTC薬の専門的知識を薬剤師が情報提供する施設でもあるのです。

※　本書では、要指導医薬品と一般用医薬品をあわせたものを「OTC薬」とよぶ。

## 要指導医薬品と一般用医薬品の分類

　OTC薬の分類と販売のルールについては、**表1〜4**のようになります。

**表1　OTC薬の分類と販売のルール**

| 分類 | 要指導医薬品 | 一般用医薬品 | | | |
|---|---|---|---|---|---|
| | | 第1類医薬品 | 第2類医薬品 | | 第3類医薬品 |
| | | | 指定第2類医薬品 | | |
| 定義 | OTC薬の中で、薬剤師の対面による情報提供、薬学的知見に基づく指導が必要なもの<br>・再審査期間中のダイレクトOTC<br>・スイッチ直後（原則3年間）のスイッチOTC<br>・毒薬<br>・劇薬 | 一般用医薬品の中で、安全性上、特に注意が必要なもの | 第2類医薬品の中で、特別に注意が必要なもの | 一般用医薬品の中で、副作用などのリスクが比較的高いもの | 一般用医薬品の中で、副作用などのリスクが比較的低いもの |
| 販売業態 | 薬局・店舗販売業 | 薬局・店舗販売業・配置販売業 | | | |
| 販売方法 | 対面販売 | インターネット販売等の特定販売が可能※1 | | | |
| 対応者 | 薬剤師 | 薬剤師／登録販売者 | | | |
| 情報提供 | 義務<br>（書面、タブレット端末等を用いた情報提供）※2,3 | | 努力義務<br>（必要に応じて情報提供） | | 義務なし |
| | 相談応需義務 | | | | |
| 陳列 | 要指導医薬品陳列区画又は第1類医薬品陳列区画（要指導医薬品又は第1類医薬品を陳列した設備から1.2m以内に消費者が進入できない措置を施した場所）の内部の陳列設備に陳列する。<br>（ただし、かぎをかけた陳列設備か消費者が直接手の触れない設備に陳列している場合は不要） | | 情報提供の場所から7m以内の範囲に陳列する。<br>（ただし、かぎをかけた陳列設備か陳列設備から1.2m以内に消費者が進入できない措置をとっている場合は不要） | | 指定なし |
| 販売制限 | ・使用者以外への販売・授与の禁止※4<br>・常備目的での販売禁止<br>・原則1人1包装単位（1箱、1瓶等）を販売 | | | | |
| | 「濫用等のおそれのある医薬品※5」を販売する場合<br>・原則1人1包装単位（1箱、1瓶等）を販売<br>・販売時の確認項目<br>①購入者が若年者（中学生、高校生等）の場合は氏名・年齢<br>②他の薬局等における当該医薬品及び他の濫用等のおそれのある医薬品の購入状況<br>③販売数量制限を超えて購入する場合は、その理由<br>④その他、適正な使用を目的とする購入であることを確認するために必要な事項 | | | | |

（次ページに続く）

3

## 表1　OTC薬の分類と販売のルール（続き）

| 分類 | 要指導医薬品 | 一般用医薬品 | | | |
|---|---|---|---|---|---|
| | | 第1類医薬品 | 第2類医薬品 | | 第3類医薬品 |
| | | | | 指定第2類医薬品 | |
| 販売前の確認<br>（事前確認） | 義務（表2参照） | | 努力義務 | | 義務なし |
| 販売者等の<br>情報伝達 | 義務※6（表3参照）<br>（ただし、伝達方法の規定なし） | | | | |
| 記録 | 販売記録の作成・保存（2年間）義務※7 | | 努力義務 | | |

※1　「特定販売」とは、配送手段として郵便、宅配便、薬局・店舗販売業の従業員の直接配達（搬送は管理薬剤師の管理業務に含まれる）。実際の店舗で貯蔵・陳列されている一般用医薬品を販売する。特定販売のみ行う時間帯でも薬剤師が勤務していること。

※2　要指導医薬品においては、**「必要な薬学的知見に基づく指導を行うこと」**。

※3　第1類医薬品においては、購入者から情報提供不要の意思表明があった場合には、情報提供の省略が可能。ただし、第1類医薬品が適正に使用されると認められる場合に限る。

※4　正当な理由（大規模震災等）がある場合には、本人以外にも販売することが可能。

※5　「濫用等のおそれのある医薬品」とは、①コデイン（鎮咳去痰薬に限る）、②ジヒドロコデイン（鎮咳去痰薬に限る）、③ジヒドロコデインセキサノール（鎮咳去痰薬に限る）、④メチルエフェドリン（鎮咳去痰薬のうち、内用液剤に限る）、⑤ブロムワレリル尿素、⑥エフェドリン、⑦プソイドエフェドリン。

※6　販売者等の情報伝達は、薬局開設者・店舗販売者の義務（→薬剤師・登録販売者に伝えさせること）となっており、その内容は、①販売者（薬剤師・登録販売者）の氏名、②薬局（又は店舗）の名称、③薬局（又は店舗）の電話番号その他連絡先。

※7　「販売記録」（表4参照）には、①品名、②数量、③販売（又は授与）の日時、④販売した薬剤師氏名・情報提供及び指導を行った薬剤師の氏名、⑤購入者が情報提供・指導の内容を理解した旨の確認の結果を記載し、2年間保存することが義務（購入者の連絡先は努力義務）。

## 表2　販売時の事前確認事項※

①年齢
②他の薬剤・医薬品の使用状況
③性別
④症状
⑤症状に関する医療機関受診の有無（医師・歯科医師の診断を受けたことがある場合にはその診断の内容）
⑥現にかかっている他の疾病がある場合には、その病名
⑦妊娠の有無（妊娠中である場合には、妊娠週数）
⑧授乳の有無
⑨当該医薬品の購入、又は使用経験の有無
⑩調剤された薬剤・医薬品による副作用の経験の有無（副作用の経験がある場合は、その症状、その時期、当該薬剤・医薬品の名称、成分、服用した量、服用の状況）
⑪その他、情報の提供・指導を行うために確認が必要な事項

※　要指導医薬品・第1類医薬品では義務。

## 表3　販売者等の情報伝達（カードによる伝達の例）

| 販売者情報提供カード | | |
|---|---|---|
| 薬局名<br>薬局所在地<br>連絡先電話番号 | **薬ゼミ薬局**<br>○○県△△市□□89314<br>TEL：0□□-○○○-△△△△ | |
| 販売日<br>薬剤師名 | ○○年□月△日<br>薬剤師：薬ゼミ一郎 | ご不明な点、気になる点は<br>お気軽にご相談下さい |

## 表4　OTC薬の販売記録（例）※

| 販売日時 | 　　年　　月　　日（　）　　時　　分頃 |
|---|---|
| 販売した商品 | 商品名：<br>□要指導　　□第1類　　□指定第②類<br>□第2類　　□第3類 |
| 販売数量 | |
| 販売した薬剤師氏名 | |
| 情報提供した薬剤師氏名<br>（販売した薬剤師と<br>同一の場合は記載省略） | |
| 情報提供の理解の確認<br>（購入者署名は任意） | □情報提供・指導内容の理解確認<br>　購入者署名： |
| 購入者の連絡先<br>（努力義務） | |
| 備考 | |

※　要指導医薬品、第1類医薬品は、2年間保存義務。

## 小児の用法をもつ総合感冒薬・鎮咳去痰薬・鼻炎用薬（いずれも内服薬）を販売する際の注意

● 2歳未満の乳幼児には医師の診察を優先してやむを得ない場合にのみ服用させる。

● 15歳未満の小児には保護者の指導監督のもとに服用させる。

（厚生労働省医薬食品局総務課長・厚生労働省医薬食品局安全対策課長通知　平成22年12月22日より）

## OTC薬の陳列方法

- 要指導医薬品（**表5**）・第1類・第2類・第3類医薬品を区分して陳列（ただし、第2類・第3類の陳列場所で、要指導医薬品・第1類医薬品の製品リストや空箱などを用いて示すことは可能）
- 医薬品を医薬品以外のものと区別して陳列
- OTC薬を販売しない営業時間においては、OTC薬の陳列や交付する場所を閉鎖する
- 要指導医薬品・第1類医薬品を販売しない営業時間は、要指導医薬品・第1類医薬品の陳列場所を閉鎖する（ただし、かぎをかけた陳列設備に陳列している場合は閉鎖しなくてもよい）

## スイッチOTCとダイレクトOTC

　スイッチOTCとは、医療用医薬品の有効成分の中で比較的副作用が少なく安全性も高いということで、OTC薬に配合が許可され、医師の処方箋なしに薬局で購入できるようにスイッチ（転用）された医薬品をいいます（**表6**）。もともと医療用医薬品であるため、薬の効き目は他のOTC薬に比べ比較的強いので、薬剤師による販売時の服薬指導が重要となります。例としてはファモチジン（「ガスター10」）などがあります。

　ダイレクトOTCとは、医療用医薬品にも使用されていなかった新しい有効成分を含有するOTC薬のことで、医療用医薬品の承認を得ず直接OTC薬として承認された医薬品をさします。例としては毛髪用薬のミノキシジル（「リアップ」）、月経前症候群治療薬のチェストベリー乾燥エキス（「プレフェミン」）などがあります（**表7**）。

## 表5　要指導医薬品の例（2020年12月現在）

| 承認された年 | 一般名 | OTC薬の商品名（例） | 効能分類 |
|---|---|---|---|
| 2014 | チェストベリー乾燥エキス | プレフェミン | 月経前症候群治療薬 |
| 2017 | ベポタスチン | タリオンR、タリオンAR | アレルギー用薬 |
| 2017 | クロトリマゾール | エンペシドLクリーム　デリーザLクリーム | 膣カンジダ再発治療薬 |
| 2018 | フルニソリド | ロートアルガードクリアノーズ | アレルギー用薬 |
| 2019 | フルチカゾンプロピオン酸エステル | フルナーゼ点鼻薬 | アレルギー用薬 |
| 2019 | イソコナゾール硝酸塩 | メンソレータムフレディCC1 | 膣カンジダ再発治療薬 |
| 2020 | 精製ヒアルロン酸ナトリウム | ヒアレインS　サンテ ヒアルロン酸点眼液 | 眼科薬 |
| 2020 | セイヨウトチノキ種子エキス | ベルフェミン | 静脈還流障害治療薬 |

※ この他に劇薬のOTC医薬品が要指導医薬品に含まれる。

## 表6　主なスイッチOTC

| スイッチが承認された年 | 一般名 | OTC薬の商品名（例） | 医療用医薬品の商品名（例） | 効能分類 |
|---|---|---|---|---|
| 1997 | ファモチジン | ガスター10 | ガスター錠 | H₂ブロッカー |
| | クロモグリク酸ナトリウム | エージーノーズ | インタール点鼻液 | アレルギー用薬 |
| 1998 | ソファルコン | アバロンS錠 | ソロン錠 | 胃腸薬 |
| 2002 | ブテナフィン塩酸塩 | スコルバEX | メンタックススプレー | 水虫薬 |
| 2005 | ケトチフェンフマル酸塩 | ザジテンAL鼻炎スプレーα | ザジテン点鼻液 | アレルギー用薬 |
| 2006 | ラノコナゾール | ピロエースZ | アスタット軟膏 | 水虫薬 |
| 2007 | アンブロキソール塩酸塩 | パブロンエースAX錠 | ムコソルバン錠 | 去痰薬 |
| 2008 | ニコチン | ニコチネルパッチ | ニコチネルTTS | 禁煙補助薬 |
| 2009 | ジクロフェナクナトリウム | ボルタレンEXテープ | ボルタレンテープ | 外用消炎鎮痛薬 |
| 2010 | ロキソプロフェンナトリウム | ロキソニンS | ロキソニン錠 | 解熱鎮痛薬 |
| 2011 | ペミロラストカリウム | アレギサール鼻炎 | アレギサール錠 | アレルギー用薬 |
| 2012 | イコサペント酸エチル | エパデールT | エパデールカプセル | 中性脂肪値改善薬 |
| 2013 | トリメブチンマイレン酸塩 | セレキノンS | セレキノン錠 | IBS治療薬 |
| 2015 | ロキソプロフェンナトリウム | ロキソニンSテープ | ロキソニンテープ | 外用消炎鎮痛薬 |
| 2017 | ロラタジン | クラリチンEX | クラリチン錠 | アレルギー用薬 |
| 2019 | フルチカゾンプロピオン酸エステル | フルナーゼ点鼻薬〈季節性アレルギー専用〉 | フルナーゼ点鼻薬 | アレルギー用薬 |
| 2020 | 精製ヒアルロン酸ナトリウム | ヒアレインS | ヒアレイン点眼液 | 眼科薬 |

## 表7　ダイレクトOTCの例

| 承認された年 | 一般名 | OTC薬の商品名（例） | 効能分類 |
|---|---|---|---|
| 1999 | ミノキシジル | リアップ（外用液） | 毛髪用薬 |
| 2014 | チェストベリー乾燥エキス | プレフェミン（錠） | 月経前症候群治療薬 |
| 2020 | セイヨウトチノキ種子エキス | ベルフェミン（カプセル） | 静脈還流障害治療薬 |

## 医薬品と医薬部外品

　医薬品は薬局医薬品と要指導医薬品・一般用医薬品に分類されます。さらに薬局医薬品は医療用医薬品と薬局製造販売医薬品に分類されます（**図1**）。

　これに対して医薬部外品は**図2**のようにまとめることができます。

### 図1　薬局医薬品と要指導医薬品・一般用医薬品

| 薬局医薬品 | | | 要指導医薬品 | 一般用医薬品 | | |
|---|---|---|---|---|---|---|
| 医療用医薬品 | | 薬局製造販売医薬品※ | 要指導医薬品 | 第1類 | 第2類 | 第3類 |
| 調剤 | 販売・授与 | | | | 指定第2類 | |

※　薬局製造販売医薬品については、毒薬・劇薬以外を特定販売（インターネット販売など）できる。

### 図2　医薬部外品

| 人体に対する作用が緩和なもの | 右の目的で使用される物で機械器具ではないもの | 吐き気その他の不快感又は口臭もしくは体臭の防止 | 医薬部外品 |
|---|---|---|---|
| | | あせも、ただれ等の防止 | |
| | | 脱毛の防止、育毛又は除毛 | |
| | ねずみ、はえ、蚊、のみ等の防除に使用される物で機械器具ではないもの<br>防除用医薬部外品 | | |
| | 厚生労働大臣の指定するもの<br>指定医薬部外品 | | |

## インターネットによる販売（特定販売）

　インターネットで販売できるのは、実際に薬剤師等が常駐する店舗を持っている場合に限られます。店舗の外観や責任者の氏名もサイトに掲載しなければなりません。リスクの高い薬の購入にあたっては、インターネット上での注文時に性別、年齢、症状、持病、服用中の薬などを申告します。その後、薬剤師による薬の用法・用量、注意事項などの説明をきちんと受け、理解したことを連絡すると、薬が発送されます（**図3**）。また、薬によっては代理購入や、一度に大量に購入することはできません。

**図3　インターネットによる販売の流れ**

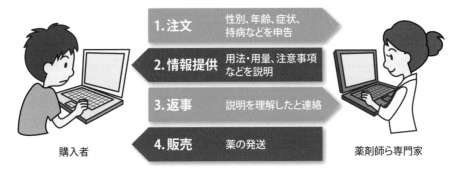

（上村　直樹／鹿村　恵明）

# 対面販売

## 対面販売の意義と必要性

　OTC薬というよび方は、薬局のカウンター越し（Over The Counter）に販売する薬ということからきていますが、「オーバー・ザ・カウンター」の意味するところは、「専門家が関与した上で医薬品の選択・購入がなされるよう、販売側のみが医薬品を手にとるような方法で陳列を行うこと」であると、日本薬剤師会が作成した「一般用医薬品販売の手引き」には記載されています。

　医薬品を安全に使用するためには、専門家による適切な情報提供と相談応需が必要です。対面販売によって、販売時に薬のプロフェッショナルである「薬剤師」が情報を提供し、顧客からの相談にのることが可能になります。場合によっては、OTC薬を販売しないで、適切な医療機関へ受診勧奨することもあります。これからは、地域にどのような医療機関・診療科があり、どのような医師がいるのかを把握して、適切な受診勧奨を行うことも薬剤師の能力の1つになるでしょう。また、医薬品の間違った使い方や乱用が問題となっている中、対面販売によって、不適切な使い方を防止する役割を果たすことも重要です。

## OTC薬のリスク分類と情報提供

　OTC薬は、副作用などのリスクの程度に応じて、要指導医薬品と第1〜3類の一般用医薬品に区分されています（そのうち第2類医薬品の中には、指定第2類医薬品という分類もあります）。そして、その区分ごとに陳列方法が定められており、リスクの程度に応じた情報提供のあり方も決められています。このうち要指導医薬品と第1類医薬品については、「顧客が商品を自由に手にとれないような陳列をして、薬剤師が書面（又はタブレット端末等）を用いて説明しなければならない」とされています。その際に使用する書面に記載すべき事項は**表1**のとおりです。これをもとに実際に記載してみると、**表2**のようになります。

　また、薬剤師ではない医薬品販売者として「登録販売者」がいます。登録販売者は、第2類（指定第2類を含む）と第3類医薬品に対して、顧客からの相談に応じたり、情報を提供することができます。

**表1　薬剤師による情報提供の内容（要指導医薬品・第1類医薬品※では義務）**

- 医薬品の名称
- 医薬品の有効成分の名称及びその分量
- 医薬品の用法及び用量
- 医薬品の効能又は効果
- 医薬品に係る使用上の注意のうち、保健衛生上の危害の発生を防止するために必要な事項
- その他医薬品を販売等する薬剤師がその適正な使用のために必要と判断する事項

※ 第1類医薬品においては、購入者から情報提供不要の意思表示があった場合には、情報提供の省略が可能。ただし、第1類医薬品が適正に使用されると認められる場合に限る。

---

column

# 自覚症状の特徴をとらえるための質問手順「LQQTSFA」

　　医師が患者を診察する際、自覚症状の特徴をとらえるために「LQQTSFA」という手順があるそうです※。「LQQTSFA」とは、自覚症状に関する7つの質問の頭文字をとったものです。OTC薬販売時にも活用してみましょう。

（鹿村　恵明）

- Location　　　　　　　　　：部位　　　　　　　どこが？
- Quality　　　　　　　　　 ：性状　　　　　　　どのように？
- Quantity　　　　　　　　　：程度　　　　　　　どのくらい？
- Timing　　　　　　　　　　：時間と経過　　　　いつ？　いつから？
- Setting　　　　　　　　　 ：状況　　　　　　　どのような状況で？
- Factor　　　　　　　　　　：寛解・増悪因子　　どんな場合に悪くなる（よくなる）？
- Associated manifestation：随伴症状　　　　　同時にどんな症状があるか？

※ 他にも「OPQRST」という手順がある。
- Onset　：発症様式
- Palliative / Provocative factor　：寛解・増悪因子
- Quality / Quantity　：性状・程度
- Region / Radiation　：部位
- Symptoms　：随伴症状
- Time course　：時間と経過

## 表2　情報提供のための説明文書の作成例

# 医薬品を正しく購入するための説明文書

要指導医薬品 | 添付文書は必ず医薬品と一緒に保管してください。

| 1 | 名称 | プレフェミン |
|---|---|---|
| 2 | 成分・分量 | 1錠（1日量）中：チェストベリー乾燥エキス40mg（チェストベリー 180mgに相当） |
| 3 | 用法・用量 | 成人女性（18才以上）：**1回1錠を1日1回**、水又はぬるま湯で服用して下さい。<br>（18才未満は服用しないで下さい。） |
| 4 | 効能・効果 | 月経前の次の諸症状（月経前症候群）の緩和：乳房のはり、頭痛、イライラ、怒りっぽい、気分変調 |
| 5 | 保健衛生上の危害を防止するために | 1．次の人は服用しないでください。<br>（1）授乳中の人<br>（2）本剤又はチェストベリー（別名チェストツリー、アグニ）によりアレルギー症状を起こしたことがある人<br>2．本剤を服用している間は、次の食品を摂取しないでください。<br>　　チェストベリー（別名チェストツリー、アグニ）を含む食品<br>3．次の人は薬剤師にお申し出ください。<br>（1）医師の治療を受けている人<br>（2）薬などによりアレルギー症状を起こしたことがある人<br>（3）漢方製剤を服用している人<br>（4）うつ病の診断を受けた人<br>（5）月経周期に関連なく乳房のはり、しこりがある人<br>（6）月経不順の人<br>4．その他の注意<br>（1）服用を開始した際に、月経前の諸症状がより強くあらわれる場合がまれにあります。<br>（2）妊娠中の安全性は確立されていません。服用中に妊娠が判明した場合には、直ちに服用を中止してください。 |
| 6 | 薬剤師が必要と判断する事項 | 【服用上の注意点】<br>○プレフェミンは症状が出た際に飲む薬ではなく、続けて飲むことで症状を和らげることができる薬です。（月経開始直後から飲み始めた場合、1ヶ月程度で症状の改善を自覚できる可能性が高いです。）<br>○飲み忘れてしまった場合は、気づいた日から服用を再開してください。また、1日に2錠以上服用することは避けてください。<br>○服用後、次の症状があらわれた場合は副作用の可能性があるので、直ちに服用を中止し、この添付文書を持って薬剤師に相談してください。<br>皮膚の発疹・発赤、かゆみ、生理の周期や経血量の変化等の月経異常<br>○1ヶ月程度服用しても症状がよくならない場合は月経前症候群（PMS）以外の症状が隠れている場合がありますので、服用を中止し、薬剤師に相談してください。<br>【生活上の注意点】　月経前症候群（PMS：Premenstual Syndrome）を改善するために<br>○PMSのセルフケアの基本は、ライフスタイルの改善です。以下のような点に注意してみましょう。<br>　・バランスのよい食事をとる<br>　・アルコール、塩分、カフェインの摂取を控える<br>　・軽い運動（散歩、ストレッチ、ヨガなど）をする<br>　・イライラや情緒不安定を和らげるビタミンB₆、カルシウム、マグネシウムを含む食品を摂取する（まぐろ、レバー、牛乳、ヨーグルト、大豆、ナッツ類など） |

服用後、体調に変化等があった場合（副作用など）には服用を中止し、すぐに当薬局の薬剤師にご相談ください。

## 薬ゼミ薬局　　　　○○県△△市□□89314
この薬は私が販売いたしました。ご不明な点、気になる点はお気軽にご相談ください。
販売日：令和○○年□月△日　　　薬剤師：薬ゼミ一郎
TEL：0□□-○○○-△△△△
（休日、夜間は転送電話になっておりますが、いつでも連絡が取れます。）

## 顧客とのコミュニケーション

### 1．あいさつ、身だしなみ

　明るいあいさつ、自然な笑顔、顧客から専門家として信頼されるような身だしなみは基本中の基本です。清潔な白衣を着て、名札を付けて薬剤師・登録販売者という医薬品を取り扱うプロフェッショナルであることをきちんと示しましょう。顧客は、信頼関係があって初めて相談したいと思うわけで、信頼できないような人に相談することは、まずありません。

### 2．話しやすい雰囲気をつくる（店づくり）

　清潔感のある店舗、顧客から見てわかりやすい商品陳列を心がけ、商品の特徴を簡潔にまとめたわかりやすいPOP（point of purchase）広告を掲示しておくようにしましょう。特に要指導医薬品と第1類医薬品は、顧客が直接手にとることができないため、POP広告でお知らせするか、見やすい位置に商品の空箱を並べておくことになります。購入を希望する場合や相談をしたい場合には、薬剤師に声をかけるようにということも掲示しておきましょう。

### 3．コミュニケーション

　コミュニケーションのポイントは、何といっても相手の言っていることをよく聞くことです。まずは顧客の訴えをよく聞いて、ニーズに合ったアドバイスをしましょう。ここで、商品説明時に使える簡単なテクニックとして、マイナスプラス法を紹介します。

**〈マイナスプラス法〉**

　商品の特徴を説明するときには、最初に欠点（マイナス面）を伝えてからそのあとに長所（プラス面）を伝えるほうがよいといわれています。これは、あとから聞いた話のほうがより印象に残るためです。副作用などのデメリット情報を説明すると過度に心配してしまうような人に効果的です。

### 4．顧客情報管理（薬剤服用歴・お薬手帳）

　医師から処方された医療用医薬品だけでなく、OTC薬の購入についてもきちんと薬歴などで管理をしましょう。同効成分の重複や飲み合わせなどを確認するのは薬の専門家として当然です。顧客の服用しているすべての医薬品・健康食品などの情報を把握し、販売後の結果にも責任をもつという意識が大切です。

　また、顧客が自己管理できるように使用したOTC薬の情報を「お薬手帳」にも記入してあげましょう。

## 販売手順

### 1. 指名買い（商品を指定）の場合

　指名買いとは、顧客が特定の商品の名前を指定して購入を希望してくることをいいます。最近ではTVコマーシャルや新聞、雑誌広告などを見て、このような指名買いをする人が多くなっています。しかし、宣伝効果によって期待しすぎ、思ったような効果が出ないこともあるため、過量服用につながる危険性もあります。また、場合によっては症状に見合っていない商品を指名することも考えられます。そのような顧客に対しては、商品を指名されたからといって安易に販売してはいけません。顧客からきちんと情報を収集したうえで、薬を扱うプロとしての適切な評価をしてから販売しましょう。

### 2. 症状から商品を選ぶ場合

　顧客から相談を受ける場合には、本人以外が相談に来ることも考えられるため、まず、使用者は誰なのかを確認しましょう。また、本人であってもどのような状態なのかをよく理解していないこともあるため、そのような場合にはわかりやすい表現で具体例を示して相談にのるようにしましょう。

　次のページに標準的な販売手順と確認事項を「販売時チェックシート」としてお示しいたします。必要であれば拡大コピーなどをして読者の店舗内でご利用ください。また、この「販売時チェックシート」を「販売記録」として利用する場合は、「2年間保存」することを忘れないで下さい（要指導医薬品と第1類医薬品では義務）。

（鹿村　恵明）

# 販売時チェックシート（販売記録）

販売者（薬剤師／登録販売者）氏名：[　　　　　　　　]

情報提供者氏名（販売した者と同一の場合は省略）：[　　　　　　　]

　　　　　　　　　　　　　　　　　　　　年　　月　　日

　　　　　　　　　　　　　　　　　　　　時　　分頃

①使用者は誰？

　　□本人、□本人以外（→要指導医薬品は販売不可）[　　　　　　　　　]

②使用者の情報

　・氏名 [　　　　　　　　　　]

　・住所 [　　　　　　　　　　　　　　　　　　　　　　　　]

　・連絡先（電話番号）[　　　　　　　　　]

　・年齢 [　　　歳]

　・性別　□男、□女→妊娠・授乳はしていませんか？　□妊娠中 [　　] 週目、□授乳中

　・職業 [　　　　　　　　　　] →運転や危険作業をしますか？ [　　　　　　]

③症状は？

　・いつから　　[　　　　　　　]

　・どのような [　　　　　　　　　　　　　　　　　　　　　　　　]

　・以前にも同じような症状がありましたか？（そのときはどうしたのか）

　　[　　　　　　　　　　　　　　　　　　　　　　　　　　　　]

　・症状に対する医師等の診断の有無、診断内容

　　□ない、□ある [　　　　　　　　　　　　　　　　　　　　　　]

④治療中の病気はありますか？→特に緑内障、前立腺肥大症（男性）ではないかを確認

　　□ない、□ある [　　　　　　　　　　　　　　　　　　　　　　]

⑤飲んでいる薬や健康食品はありますか？

　　□ない、□ある [　　　　　　　　　　　　　　　　　　　　　　]

⑥体質的なことで注意することは？→副作用が出た経験、アレルギー（本人、血縁家族も含めて）の確認

　　□ない、□ある [　　　　　　　　　　　　　　　　　　　　　　]

⑦商品の決定（→OTC薬で対応できない場合は受診勧奨）

　・医薬品分類　□要指導、□第1類、□指定第②類、□第2類、□第3類

　・商品名 [　　　　　　　　　　　]、包装単位 [　　　　]、数量 [　　　　]

　・当該医薬品の使用経験　□ない、□ある

⑧情報提供（文書等を活用）

　　□用法、用量

　　□保管方法

　　□副作用

　　□継続・中止の目安

　　□生活上の注意点

　　□医療機関への受診の目安（その際は、何科を受診するべきか）

　　□その他 [　　　　　　　　　　　　　　　　　　　　　　　]

　　□購入後の相談のための連絡方法→（販売者情報の提供）

　　□情報提供の内容の理解確認→購入者署名（任意）：

# OTC薬の正しい飲み方

## はじめに

OTC薬といっても、医薬品であるため、薬ごとに決められた服用方法を守らなければなりません。

服用方法については、OTC薬に同封された説明書を見て確認することが大切です。薬剤師としてそのOTC薬に合った服用方法を伝えることは必須であり、飲み忘れた場合の対処についてもきちんと説明しておく必要があります。

## 服用時点

薬剤師は理解していても、一般的には理解されにくい服用方法があります。そのため、店頭では、顧客が理解しやすい表現で説明することが大切です。

一般的に使用されている服用方法を**表1**にまとめました。

医薬品によっては、回数のみの指示で、具体的な服用間隔が示されていないものもあります。そのような場合には、薬剤師が生活リズムなどを確認しながら服用時点を指示することも必要です。

**表1　服用時点一覧**

| 服用時点 | 説明 |
|---|---|
| 食前 | 食事前の30分以内に服用 |
| 食後 | 食事後の30分以内に服用 |
| 食間 | 食事と食事の間、食事の2〜3時間後に服用 |
| 就寝前 | 寝る前の30分以内に服用 |
| 頓服 | 症状があるときに指示された量を服用 |

## 薬を飲むときの注意

OTC薬を服用する際には、水又は白湯で服用するよう勧めてください。ジュース類や牛乳、お茶などで服用した際には、薬の吸収が悪くなることなどがあります（**表2**）。

また、液剤（シロップ剤）の場合には、服用しやすいように計量カップが添付されています。小児の場合には、少量を量り取る必要があり、その際、計量カップを傾けた状態で計量することがないよう、きちんと使用方法を説明するようにします。

**表2　薬を服用するのに適していない飲料**

| 種類 | 理由 |
|------|------|
| お茶 | 薬の成分と反応し、効果を弱くすることがある |
| 牛乳 | 薬によっては、吸収を妨げることがある |
| コーヒー類 | カフェインを含んだ薬の場合は、カフェインの過剰摂取となることがある |
| アルコール類 | 薬の作用が強く出てしまうことがある |
| ジュース類 | 果汁の酸性が薬の作用に影響することがある。グレープフルーツジュースの場合、ある薬の作用に影響することも知られている |

## 服用を忘れてしまった場合

　万が一、服用を忘れてしまった場合には、次のように対応するよう指導します。決して2倍量を服用しないよう注意しなければなりません。

①飲み忘れにすぐ気がついた場合：気がついた時点で1回量を服用しましょう。

②次の服用まで近い場合：飲み忘れた分は抜かして、次の服用時点で1回量を服用しましょう。

## その他

　過量に服用してしまった場合には、医師又は薬剤師に連絡し、対処法について指示を受けるよう説明しておきます。

　また、日ごろから過量服用に関する情報を収集しておくことも大切です。

　情報収集にあたっては、各メーカーのwebサイトにアクセスすることによっても有益な情報を入手することができるため、日ごろから意識的に取り組むようにしましょう。

（伊集院　一成）

# 剤 形

## はじめに

　医薬品には飲み薬、塗り薬、貼り薬などいろいろな薬の形があります。これを「剤形」といいます。1つの薬に対して、剤形は1つだけとは限りません。それぞれの薬は、目的の作用部位で最も効果が発揮できるように工夫されています。例えば、内服薬の場合には顧客の服用可能な剤形を確認しアドバイスをすることも重要なポイントになるので、剤形ごとの特徴を理解しておきましょう。

## 内服薬

### 1. 錠剤

　錠剤は薬を固形状に加工したものです。一般的にはコーティングをしていない「裸錠」や甘い味の材料でコーティングした「糖衣錠」などがあります。また、薬の働きをよくする目的などから、何層かに薬を重ねた錠剤もあります。普通は水などで飲みますが、子どもが飲みやすいように甘い味をつけて口の中で溶かす「チュアブル錠」や、仕事中など水がなくても服用できるように工夫した「口腔内崩壊錠」などもあります。

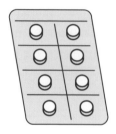

### 2. カプセル剤

　ゼラチンのカプセルに薬を入れたものです。粉や粒状の薬を詰めた「カプセル剤」と液状の薬を詰めた「軟（ソフト）カプセル」があります。カプセル剤は、目的の場所で溶けて効果が出るようにつくられています。そのため、カプセル剤はかんだり、中の薬を取り出したりしないでそのまま飲むことを伝えましょう。

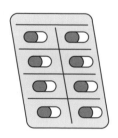

### 3. 散剤・細粒

　薬を粉末状に加工したものです。普通は水などで服用しますが、苦味を感じるようであれば、オブラートなどに包んで服用すると苦味を感じずに飲むことができます。

　一般的に、胃腸薬にはこの剤形が多く採用されています。それは、薬がもつ香りや苦みが胃腸の働きをよくするためな

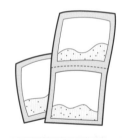

ので、このような薬はオブラートなどは使わずにそのまま水などで飲むように勧めましょう。

### 4. 顆粒剤

散剤を粒状に加工した薬です。顆粒剤は、散剤が口の中に付着したり、むせたりしないように、散剤をより飲みやすくした薬です。その中には、徐々に溶けるように表面を加工しているものもあるので、かまずに水などで飲むことを伝えましょう。

### 5. 丸剤

薬を飲みやすいように小さな球形にしたものです。一般的に、においや苦みが強い薬のため、かまずに水などで飲みます。

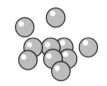

### 6. 液剤・シロップ剤

液体状に加工した薬です。一般的には1瓶を何回かに分けて、定められた1回量を量って飲みます。使用後はビンの口元についた薬をきれいに拭き取ってからキャップを閉めます。また、甘い味やにおいのものが多く、子どもが間違って飲まないように保管には十分に注意する必要があります。最近、誤飲を防ぐために子どもがキャップを開けにくいように工夫されたものもあります。

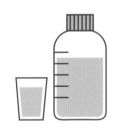

### 7. ドリンク剤

滋養強壮やビタミンなどの栄養補給、乗り物酔いや眠気の防止などを目的とした内服の液剤です。1本に約30〜100mLの薬が入っています。基本的には1回に1本を決められた回数服用します。味は基本的に甘いものになっています。最近ではカロリーを抑えたドリンク剤もあり、カロリーを気にしている人にはこちらを勧めましょう。

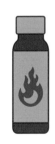

## 外用薬

### 1. 軟膏剤・クリーム剤

かゆみ止めや炎症・痛み止めなどの目的で使われる薬です。軟膏剤とクリーム剤は、その基剤の種類により分類されます。軟膏剤は一般的に油性で水をはじきます。傷の保護作用があり、刺激が少ないのが特徴です。一方、クリーム剤は水性で、軟膏剤と比べてよくのび、広い範囲に使用でき、ベトつき感がありません。

薬を汚さないようにするために、手をきれいに洗ってから塗ります。また、ガーゼなどにつけて貼ることでも使用できます。使用後には、ふたをきちんと閉めて保管しておきます。

### 2. 液剤・ローション剤

この薬にも軟膏剤やクリーム剤と同じように水性と油性があります。液状のためにより広い範囲に塗布することができ、特に頭皮など、軟膏剤やクリーム剤の塗りにくい場所にも使いやすい特徴があります。

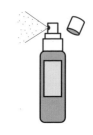

### 3. 点眼剤

疲れ目やかすみ目、目のかゆみ・充血によく使われる薬です。キャップをはずしてから、口を下に向けて目の真上にもっていき容器を軽く押して点眼します。点眼剤の容器はスポイトと同じため、先端がまぶたやまつ毛にふれると雑菌などを吸い込み、薬液が汚れることがあるので、使用時にはまぶたやまつ毛に触れないように使用することを伝えましょう。

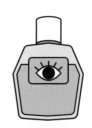

### 4. 噴霧剤 (点鼻薬)

鼻水が出たり、鼻がつまったりしたときに使われるスプレーの薬です。特に、花粉症によく使われます。キャップをはずして、両方の鼻の孔にスプレーをします。スプレーをしたあとには、上を向いて薬が鼻から流れ出ないようにすることを伝えましょう。また、点鼻薬には使い過ぎると鼻の症状を悪化させるものがあるため、使用回数を守って使うことも説明しましょう。

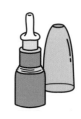

### 5. 貼付剤

痛み止めや禁煙補助などの目的で使われる薬です。痛み止めとしては、急な痛みなどに使う冷感タイプのものと、腰の痛みなどの慢性の痛みに使う温感タイプのもの、最近では、消炎鎮痛薬の入ったタイプがあります。また、虫さされなどのかゆみ止めに使われるものもあります。汗や汚れなどがついているとはがれやすくなるので、貼る場所をきれいに拭いてから、しわが寄らないように貼ることを伝えましょう。

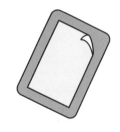

### 6. 坐剤

お尻の肛門から入れて使う薬です。痔の薬や子ども用の熱さましの薬などがあります。アルミ箔やプラスチックフィルムに包まれているので、必ずその包装から取り出して使うことを伝えましょう。坐剤を入れにくい場合は、ワセリンなどを少し肛門に塗って滑りをよくすると入れやすくなります。

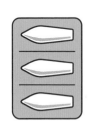

### 7. 咀しゃく剤

代表的な咀しゃく剤には禁煙用のニコチンガムがあります。薬をガム製剤化したもので、ガムと同じように口の中でかむことで、薬の成分が放出されるようにつくられています。

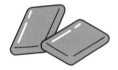

## その他（検査薬）

尿糖や妊娠などの有無を調べるための検査薬です。試験紙タイプのものは尿糖など、スティックタイプのものは妊娠などを調べるのに使われます。判定が陽性の場合には、自分で判断せず、できるだけ早めに専門医の診断を受けるよう勧めましょう。

（出石　啓治）

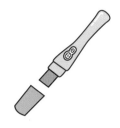

# セルフメディケーション税制

　セルフメディケーション税制とは、平成29年1月からスタートしたセルフメディケーション推進のために創設された従来の医療費控除の特例です。特定の成分を含んだOTC薬の年間購入金額の合計が1万2千円を超えた場合に、その年分の総所得金額等から控除されます。ただし、適用するにあたり、いくつかの条件があります（**図1**）。

　薬局・店舗販売業では、セルフメディケーション税制の対象となる商品を販売したときには、レシート等の証明書類を発行する必要があります（**図2**）。

　レシート発行で対応する場合は、商品名の前にマークをつけて、そのマークが付いている商品がセルフメディケーション税制対象商品である旨をレシートに記載する（例：★印はセルフメディケーション税制対象商品）、あるいは対象商品だけの合計金額を分けて記載します。

　その商品がセルフメディケーション税制の対象になるのかを識別しやすくするために、日本一般用医薬品連合会では共通識別マークを作成しました（**図3**）。このマークがついている商品を販売した際には、レシート等の証明書類を忘れずにお渡ししてください（ただし、税制識別マークは、法律等で規定された事項ではないので、すべての対象商品に記載されているわけではありません）。

## 図1　セルフメディケーション税制の適用条件（変更の予定あり）注

・控除の対象となる医薬品は、医療用医薬品から転用されたスイッチOTC
・対象期間（購入日）は、2017年1月1日〜2021年12月31日
・購入した合計金額※が1万2千円を超えること
　（超える部分の金額は8万8千円が上限＝購入金額の合計が10万円まで）
　※購入金額については、本人のみでなく、生計を共にする配偶者・その他の親族
　　の分も合算してよい。
・健康の維持増進及び疾病の予防への取組を行うこと
　（特定健康診査、予防接種、定期健康診断、健康診査、がん検診のいずれかを実
　施していること）
・医療費との合算はできない。
・医療費控除との併用はできない。
・確定申告が必要。

注）2021年12月31日までの期間延長が決まっているが、対象となる医薬品の範囲等について検討中（2021年3月現在）。

**図2　証明書類（レシート等）への記載事項**

① 商品名
② 金額
③ 当該商品がセルフメディケーション税制対象商品である旨
④ 販売店名
⑤ 購入日

**図3　セルフメディケーション税制マーク**

セルフメディケーション
税 控除対象

一方、医療費控除では、支払った医療費に治療のために購入したOTC薬の金額を合算することができますが、10万円を超えた部分が控除対象となります（確定申告が必要、200万円が上限）。

（鹿村 恵明）

■参考文献
1）セルフメディケーション税制（医療費控除の特例）について　厚生労働省ホームページ（https://www.mhlw.go.jp/stf/seisakunitsuite/bunya/0000124853.html）（2021年2月閲覧）
2）日本一般用医薬品連合会ホームページ（https://www.jfsmi.jp/lp/tax/notification/for-business.html）（2021年2月閲覧）

# OTC薬販売時の注意

## はじめに

　生活者が健康に不安を感じているとき、かかりつけの薬剤師及び登録販売者が身近な相談相手となります。ここで薬剤師及び登録販売者は、①生活の注意点のアドバイスをするにとどめるのか、②適したOTC薬を販売すべきなのか、③受診勧奨をするべきなのかを選択します（セルフメディケーション支援におけるトリアージ業務）。

　OTC薬の販売時には、①相談者のニーズに合致しているか、②適した製剤（成分、剤形）はどれか、③使用可能か（禁忌のチェック）、④危険度に応じた情報提供ができたか（使用方法、保管方法、副作用などの注意点）に留意します。

　また、OTC薬の販売後には、①薬歴簿への記載、②効果はあったのか、副作用はなかったのかについてのモニタリングを行います。

**図1　薬局によるセルフメディケーション支援と医療連携**

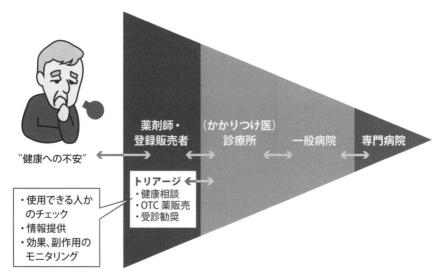

## 医療機関への受診勧奨

OTC薬では対処できない場合、受診の緊急性がある場合、数日使用しても良好な経過をたどらない場合には、かかりつけ医への受診を勧めます。受診する際は、使用した医薬品を正しく伝えることができるように箱ごと医療機関に持参してもらう、薬局からのメモ（紹介状）を手渡すなどのアドバイスをします。

また、薬局は調剤を介しても地域連携に関与しており、その際「お薬手帳」が情報共有に大きな役割を果たしています。そのため、OTC薬販売時は、お薬手帳を確認し、OTC薬販売の情報をお薬手帳に記入する必要があります。

一方、診療所は一般病院と連携し、一般病院は専門病院と連携して生活者の健康を支援します（病・診連携）（**図1**）。

このように、OTC薬販売や健康相談は、地域ぐるみの医療連携の一翼を担っています。

## 医療用医薬品との併用 （付表4-Ⓐ, Ⓓ）

相互作用については、基本的に医療用医薬品の相互作用と同じと考えてください。医療機関による治療が優先されることは当然のことです。

例えばマグネシウム、アルミニウムを含む制酸薬を販売する際は、ニューキノロン系抗菌薬、テトラサイクリン系抗生物質との併用での錯体形成による吸収阻害に注意します。アスピリンを含むものは、血小板凝集抑制作用があるので、医療用の抗血小板薬との併用に注意します。解熱鎮痛薬は、血糖降下薬の作用を増強させるので注意が必要です。シメチジンは薬物代謝酵素を阻害してワルファリン、テオフィリン、バレニクリンなど多くの薬物の血中濃度を上昇させる可能性があります。

また、類似薬の重複にも注意が必要です。総合感冒薬を購入する人が腰痛などで解熱鎮痛薬を服用している、カルシウム剤を購入する人が骨粗鬆症の薬を服用中などが考えられます。

## 副作用

OTC薬で発見する可能性のある重大な副作用の初期症状と、原因となる医薬品の例を**表1**にまとめました。

## 販売時の禁忌のチェック

OTC薬販売には「情報提供」が必要といわれますが、ただ文書を見せるだけではなく、販売者が顧客に聞いて必ずチェックすべきことがあります。これがOTC薬の添付文書の「してはいけないこと」の項目で、医療用医薬品の「禁忌」に相当します（**表2**）。

## 表1　重大な副作用の自覚症状と医薬品の例

| 重大な副作用 | 自覚できる初期症状 | 原因となる医薬品（例） |
| --- | --- | --- |
| ショック（アナフィラキシー） | 服用後（使用後）すぐにじん麻疹、むくみ、胸苦しさなどとともに、顔色が青白くなる、手足が冷たくなる、冷や汗・息苦しさなどが現れる | アセトアミノフェン、リゾチーム塩酸塩、ヨウ素製剤、ニコチン製剤 |
| スティーブンス・ジョンソン症候群 | 高熱を伴って、発疹・発赤、火傷様の水ぶくれなどの激しい症状が、全身の皮膚、口や目の粘膜に現れる | 総合感冒薬、解熱鎮痛薬、$H_2$ブロッカー |
| 肝機能障害 | 全身のだるさ、黄疸（皮膚や白目が黄色くなる）などが現れる | アセトアミノフェン、小柴胡湯、葛根湯、$H_2$ブロッカー |
| 偽アルドステロン症 | 尿量が減少する、手足がむくむ、まぶたが重くなる、手がこわばる、血圧が高くなる、頭痛などが現れる | カンゾウを含む製剤（芍薬甘草湯、抑肝散） |
| 喘息（アスピリン喘息） | 薬を使用してから数分〜1時間以内に、まず鼻水・鼻づまりが始まり、咳やゼーゼーする症状が出始め喘息発作となり、呼吸困難となる | 総合感冒薬、解熱鎮痛薬 |
| 間質性肺炎 | かぜ症状（咳、倦怠感、発熱など）を自覚するようになり、空咳（乾性咳嗽）、労作時の息切れ（呼吸困難）、発熱などの症状が強くなってくる。特に、痰を伴わない乾性咳嗽が特徴 | 総合感冒薬、小柴胡湯 |
| 血液障害 | のどの痛み、発熱、全身のだるさ、顔やまぶたの裏が白っぽくなる、出血しやすくなる（歯茎の出血、鼻血など）、青あざができる（押しても色が消えない）などが現れる | $H_2$ブロッカー |
| 接触皮膚炎、光線過敏症 | 塗擦部に強いかゆみを伴う発疹・発赤、腫れ、刺激感、水疱・ただれなどの激しい皮膚炎症状や色素沈着、白斑が現れる。中には発疹・発赤、かゆみなどの症状が全身に広がることがある | ジクロフェナクナトリウム、ケトプロフェン（外用） |

## 表2　OTC薬の「してはいけないこと」の例

| してはいけないこと（禁忌） | OTC薬の成分の例 |
|---|---|
| 卵白アレルギーの人は服用・使用しない | リゾチーム塩酸塩を含有するもの（内服薬、外用薬）<br>（医療用は2016年より販売中止） |
| 前立腺肥大による排尿困難*の症状がある人は服用しない | プソイドエフェドリン塩酸塩を含有する内服薬 |
| 解熱鎮痛薬を服用して、喘息を起こしたことがある人は服用しない | アスピリン、アスピリンアルミニウム、エテンザミド、サザピリン、サリチルアミド、イブプロフェン、アセトアミノフェン、イソプロピルアンチピリン、ロキソプロフェンナトリウムなどを含有する内服薬 |
| 喘息を起こしたことがある人は使用しない | インドメタシン、ケトプロフェン、ピロキシカム、フェルビナク、ジクロフェナクナトリウムを含有する外用薬 |
| てんかん又はけいれん発作を起こしたことがある人は服用しない | ケトチフェンフマル酸塩を含む内服薬 |
| 透析療法を受けている人は服用しない | スクラルファート水和物、水酸化アルミニウムゲル、ケイ酸アルミン酸マグネシウム、ケイ酸アルミニウム、合成ヒドロタルサイト、アルジオキサなどのアルミニウムを含む内服薬 |
| 水痘、水虫、たむし、化膿している患部に使用しない | 副腎皮質ステロイドを含む外用薬、インドメタシン、フェルビナク、ケトプロフェン、ピロキシカムを含む外用薬 |
| 授乳中の人は服用・使用しない | ニコチン、フェキソフェナジン、エバスチン、セチリジン塩酸塩、ジフェンヒドラミンサリチル酸塩、ロートエキス、ファモチジン、テオフィリン、ジメンヒドリナート、センノシド、センナ、ダイオウ、コデインリン酸塩、ジヒドロコデイン塩酸塩を含有する内服薬。ジフェンヒドラミン塩酸塩を含有する内服薬・坐薬。フルニソリドを含有する点鼻 |
| 乗物又は機械類の運転操作をしない | 抗ヒスタミン薬、スコポラミン、ベラドンナ総アルカロイド、ヨウ化イソプロパミド、メチルオクタトロピン臭化物、コデインリン酸塩水和物、ジヒドロコデイン水和物、ブロムワレリル尿素、アリルイソプロピルアセチル尿素などを含有する内服薬 |
| 服用時は飲酒しない | 総合感冒薬、解熱鎮痛薬、ビスマス製剤、ブロムワレリル尿素を含有する内服薬。例えばアセトアミノフェンは、毒性の強い活性型代謝産物産生が増加し、肝障害の危険性が高まる。ブロムワレリル尿素は中枢神経抑制作用が増強する |

## 表2　OTC薬の「してはいけないこと」の例（続き）

| してはいけないこと（禁忌） | OTC薬の成分の例 |
|---|---|
| 長期連用しない | グリチルリチン酸40mg/日以上、又はカンゾウとして1g/日以上配合されている内服薬は、偽アルドステロン症を起こす可能性がある。副腎皮質ステロイドをコルチゾン換算で1g又は1mL中に0.025mg以上含有する外用薬・坐薬。アルミニウム塩を含有する胃腸薬。コデイン塩酸塩、ジヒドロコデイン塩酸塩を含む鎮咳去痰薬、総合感冒薬は依存、濫用に注意 |
| 15歳未満の小児は服用・使用しない | アスピリン、アスピリンアルミニウム、サザピリン、エバスチン、ファモチジンを含有する内服薬。サリチル酸系製剤はライ症候群が現れる危険性があるため避ける。プロメタジン、イブプロフェン、抗ヒスタミン成分を主薬とする催眠鎮静薬（ドリエル等）、オキセサゼイン、ロペラミドを含む内服薬、クロトリマゾール、ミコナゾール硝酸塩、イソコナゾール硝酸塩を含有する膣錠 |
| 12歳未満の小児は服用しない | コデイン塩酸塩水和物、ジヒドロコデインリン酸塩などを含む内服薬 |

\*　スコポラミン、ロートエキスを含む内服薬のOTC薬の添付文書では、排尿困難な人については「医師、薬剤師に相談すること」の項目に含まれている。しかし、これら抗コリン薬の医療用添付文書には前立腺肥大による排尿困難は禁忌となっており、実際上の禁忌項目とみなせる。

## 薬物濫用防止

　濫用等のおそれがあるとして厚生労働大臣から指定された医薬品については、使用のために必要と認められる数量に限定して販売しなければなりません。また、購入する相手が若年者の場合は氏名、年齢を確認して下さい（厚生労働省令　平成26年2月公布）。

### 〈対象成分・品目〉

①コデイン（鎮咳去痰薬）

②ジヒドロコデイン（鎮咳去痰薬）

③ジヒドロコデインセキサノール（鎮咳去痰薬）

④メチルエフェドリン（鎮咳去痰薬・液剤）

⑤ブロムワレリル尿素

⑥エフェドリン

⑦プソイドエフェドリン

## 保存方法

①直射日光の当たらない湿気の少ない涼しい所に保管する。

②小児の手の届かない所に保管する。

③他の容器に入れ替えない（誤用の原因になったり品質が変わる）。

④使用期限を過ぎた製品は使用しない。また、開封後は使用期限内であってもなるべく速やかに使用する。

⑤汚染を避けるため、他の人と共用しない（点眼薬など）。

（下平　秀夫）

# part 2
# 薬効別OTC薬

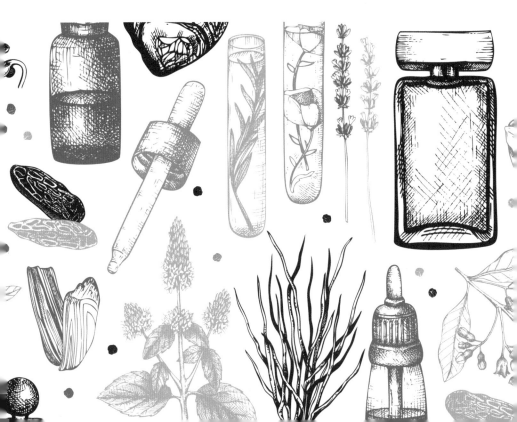

# 解熱鎮痛薬

## イメージマップ

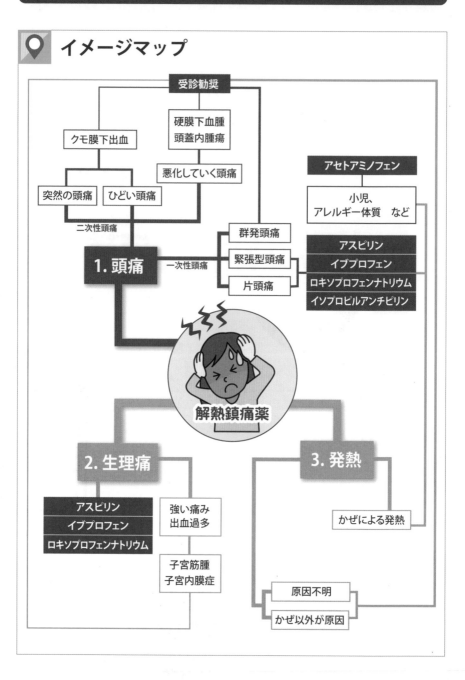

受診勧奨

クモ膜下出血

硬膜下血腫
頭蓋内腫瘍

悪化していく頭痛

突然の頭痛　ひどい頭痛

二次性頭痛

アセトアミノフェン

小児、
アレルギー体質　など

群発頭痛

緊張型頭痛

片頭痛

アスピリン
イブプロフェン
ロキソプロフェンナトリウム
イソプロピルアンチピリン

## 1. 頭痛

一次性頭痛

解熱鎮痛薬

## 2. 生理痛

アスピリン
イブプロフェン
ロキソプロフェンナトリウム

強い痛み
出血過多

子宮筋腫
子宮内膜症

## 3. 発熱

かぜによる発熱

原因不明

かぜ以外が原因

解説

　解熱鎮痛薬は、頭痛、生理痛、歯痛などの痛みや発熱などの症状を緩和するために使用されます。病気そのものを治すわけではなく、あくまでも対症療法であることを理解しておかなければなりません。

## 1.頭痛

　一口に頭痛といっても、部位や程度、発症の頻度や持続時間など症状はさまざまです。頭痛は、原因によって、明らかな基礎疾患のない一次性頭痛と、何らかの基礎疾患の症状の1つとして起こる二次性頭痛の2つに大きく分けられます。通常、OTC薬によるセルフメディケーションが可能な頭痛は、一次性頭痛の中の緊張型頭痛と片頭痛であり、医療機関を受診しなければならない群発頭痛や二次性頭痛との鑑別の必要があります。特に注意しなければならない二次性頭痛の症状は次の3点です。
● 突然発症した頭痛
● 今までに経験したことがないようなひどい頭痛
● 時間とともにひどくなってくる頭痛

　その他にも、頭部の打撲、視野の異常や複視（物が二重に見える）、発熱、発疹、麻痺、意識障害、薬物の服用、暖房器の使用（一酸化炭素中毒）などの有無を確認し、該当する場合は医療機関の受診を勧めることが必要です。

　群発頭痛はまれな頭痛で、目の周囲が焼けたり目の奥がえぐられたりするような感じの激しい痛みが数週間から数ヶ月間、繰り返し起こるものです。この場合も医療機関の受診が必要となります。

　緊張型頭痛や片頭痛に対しては、小児、大人でも胃が弱い人、アレルギー体質の人にはアセトアミノフェン、それ以外の人にはアスピリンやイブプロフェンを勧めます（付表2-Ⓛ, 3-Ⓖ）。痛みが強いようであれば、ロキソプロフェンナトリウムやイソプロピルアンチピリンを使用します。緊張型頭痛ではイブプロフェン＋カフェインの合剤、片頭痛にはアスピリン＋アセトアミノフェン＋カフェインの合剤が有効であるという報告もあります。

## ②生理痛

　生理痛は、痛みが強くなってから服用するよりも、痛みを感じ始めたときに服用するほうが効果的です。強い痛みや出血過多の場合は、子宮筋腫や子宮内膜症などの疑いがあるので、受診を勧めましょう。

　生理痛には抗炎症作用があるアスピリンやイブプロフェンがお勧めです。痛みが強いようであればロキソプロフェンナトリウムを使用します。イブプロフェンに、下腹部の緊張に直接働くブチルスコポラミン臭化物を加えた生理痛専用薬も市販されており、軟便を伴う下腹部の痛みがある生理痛に効果があります。

## ③発熱

　発熱は、何らかの身体の異常に対する防御反応です。最も多いのはかぜ（感冒）による発熱ですが、体内でかぜのウイルスと戦うために熱が出ているので、むやみに熱を下げるのは逆効果です。どうしても我慢できないつらい状態の際に一時的に服用する程度にとどめましょう。細菌性の下痢や悪性腫瘍、薬物中毒などでも発熱する場合があります。かぜ以外の原因による発熱の場合は、OTC薬を選択せず医療機関の受診を勧めましょう。熱の原因がはっきりしない場合も、その原因を精査する必要があるので、受診が必要です。

　小児、大人でも胃が弱い人、アレルギー体質の人にはアセトアミノフェン、それ以外の人にはアスピリンやイブプロフェンを勧めます（付表2-Ⓛ, 3-Ⓖ）。効果がない場合は、ロキソプロフェンナトリウムやイソプロピルアンチピリンを使用します。

※鎮痛薬を乱用することにより痛みの閾値が低下し、薬物乱用頭痛になる危険性があります。鎮痛薬を毎日、3ヶ月以上連用すると起こりやすいといわれています。また、カフェイン含有の鎮痛薬を連用することにより、カフェイン誘発性頭痛を引き起こすことがあります。頻繁に鎮痛薬を購入する顧客には注意が必要です。

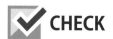

## ☑ CHECK ••••••••••••••••••••••••••

● アスピリンはピリン系ではない！

　ピラゾロン系の解熱鎮痛薬であるピリン系とサリチル酸系の解熱鎮痛薬であるアスピリンを混同している人がよく見られます。

　ピリン系は、薬物アレルギーが多く見られ、販売するうえで特に注意が必要ですが、

「ピリン系のアレルギーはありますか」と確認すると、アスピリンで大丈夫だから「ありません」と回答する人がいます。また、逆にアスピリンを勧めると、「ピリン系は副作用が心配」と言われる場合もあります。

　薬物アレルギーの有無を確認するために、ピリン系とアスピリンの違いをしっかり確認しておく必要があります。

● **OTC薬は名前が似ていても成分が全く異なる場合が多々ある！**

　例えば、医療用アスピリン製剤として有名な「バファリン」という名前がついたOTC薬は10種類以上あります。その中でアスピリンを含んでいる製品は、「バファリンA」と「バファリンライト」のみです。その他の製品はアスピリンを含んでいません。

　医療用医薬品と同じ成分であると勘違いしたり、商品名をうろ覚えで指名買いして事故につながる危険性もあるので注意しましょう。

● **アセトアミノフェンと飲酒による肝障害！** （付表1-ⓒ, 2-Ⓙ）

　アセトアミノフェンは、安全性の高い成分であり、総合感冒薬や解熱鎮痛薬の主成分として小児用にも使用されています。しかし、アルコール常飲者や肝機能が低下している人が服用すると、肝毒性をもつアセトアミノフェンの代謝産物の生成が促進され、薬剤性肝障害を起こすことがあります。

　アセトアミノフェンは、吸収後にその95%が肝臓で代謝されますが、ごく一部がCYP2E1という酵素により、肝毒性のある中間代謝産物のNAPQIとなります。通常の人はこれを無毒化できますが、アルコール常飲者や肝臓に障害があるとき、長期連用時には、NAPQIが肝臓内に蓄積して肝細胞が破壊されることになります。このようなことから、総合感冒薬や解熱鎮痛薬服用時は飲酒を避けることになっています。アルコール常飲者への販売には特に注意が必要です。

 ## 販売前に確認

● **治療中の病気はありますか？　他に薬を服用していませんか？**

　解熱鎮痛薬の成分は、さまざまな医薬品との相互作用が報告されています。

　解熱鎮痛薬を併用することによって、ワルファリンなどの抗凝血薬や糖尿病治療薬の作用を強めてしまうことがあります。逆にイブプロフェンはアスピリンとの併用により、アスピリンの抗血小板作用を減弱させてしまうことがあります（付表4-Ⓓ）。また、解熱鎮痛薬は、降圧薬や利尿薬、尿酸排泄促進薬の効果を弱めてしまうこともあります。例えばニューキノロン系の抗菌薬と一緒に服用すると痙れんを起こす危険性のあ

る解熱鎮痛薬もあります。他にもさまざまな相互作用があるため、併用薬を必ず確認してから販売することが大切です。

　また、解熱鎮痛薬は一般的に胃腸障害を起こす頻度が高いので、胃炎や胃潰瘍で治療を受けている人には使えないものがあります（付表3-Ⓖ）。アスピリンには血液凝固阻害作用があるので、抜歯や手術、心臓カテーテル検査などの予定のある人にも使用できません。サリチル酸系製剤（アスピリン、エテンザミドなど）は、15歳未満の小児の場合、水痘（水ぼうそう）やインフルエンザによる発熱や頭痛に対して使用するとライ症候群を引き起こす危険性があるので、服用を避けなければなりません（付表2-Ⓛ）。

● 喘息を起こしたことはありませんか？　（付表2-Ⓒ）
　一般的にアスピリン喘息といわれているもので、成人の喘息の約10%がこれに該当します。「アスピリン喘息」という名称はあっても、アスピリンだけが原因物質というわけではありません。非ステロイド性抗炎症薬（NSAIDs）に分類される解熱鎮痛薬によって起こる可能性もあります。一般的には、服用後30分以内に鼻水・鼻づまりが起こり、次に咳やゼーゼーする症状が出始め喘息発作となり、呼吸困難に陥り、場合によっては死に至ることもあります。

● 妊娠していますか？　　妊娠の可能性はありますか？　（付表3-Ⓖ）
　妊娠中には頭痛が起こりやすくなると言われています。しかし、基本的に妊娠全期を通して解熱鎮痛薬（非ステロイド性抗炎症薬：NSAIDs）の使用は避けることが望ましいでしょう。解熱鎮痛薬含有の総合感冒薬などについても注意が必要です。

　妊娠初期には流産率を増加させる可能性があり、妊娠中期以降には、胎児尿量減少、羊水過少を引き起こすことがあります。最も注意しなければならないのは、妊娠後期です。妊娠後期に解熱鎮痛薬を服用すると、動脈管収縮、胎児循環遺残、羊水過少、新生児壊死性腸炎などを引き起こす危険性があります。

　どうしても服用が必要な場合は、アセトアミノフェンの使用をお勧めします。ただし、医療用のアセトアミノフェンの添付文書にも、胎児の動脈管収縮に関する注意が記載されています。たとえアセトアミノフェンであっても、妊娠中の服用はできるだけ医師の判断に基づいて行うべきであると思われます。

##  生活の留意点

● 頭痛を予防するために
**食事**：規則正しい食生活を送り、欠食を避けましょう。片頭痛の人はマグネシウム含有
　　食物（魚介類、海藻、大豆など）を積極的にとるようにしましょう。

**嗜好品**：カフェイン入りの食品（お茶、コーヒー、コーラ、チョコレートなど）は避けましょう。

**ストレス解消**：片頭痛の予防には、休養・睡眠を十分にとり、ストレスや疲労をためないよう注意しましょう。

● 生理痛を予防するために

**冷えの改善**：冷えは血流を悪くします。特に下半身を冷やさないように注意しましょう。お風呂に入っておなかや腰を温めたり、温シップやカイロをおなかや腰に貼って温めると効果的です。

**ストレス解消**：生理痛はストレスを背景にホルモンの状態が乱れて起こることが多いようです。ゆっくり休息をとり、リラックスすることでストレスを解消し、生理痛を軽くしましょう。軽い運動やストレッチも効果的です。

 # 主な商品・特徴

| 分類 | 主な商品名（例） | 特徴・注意・効能効果 |
|---|---|---|
| アセトアミノフェン製剤（アニリン系） | ①小児用バファリンCⅡ、タイレノールA　など（第2類医薬品）②こどもパブロン坐薬など（第2類医薬品） | 【特徴】作用発現時間が早い胃腸障害が少なく、血小板抑制作用もない小児や高齢者、サリチル酸系医薬品を使用できない人にも比較的安全に使用できる【注意】長期間にわたる服用や大量服用で肝機能障害を起こす危険性がある①5～6回服用しても症状の改善が見られない場合は医師又は薬剤師に相談②1回使用しても再度発熱した場合は医師又は薬剤師に相談【効能効果】①頭痛・月経痛（生理痛）・歯痛・抜歯後の疼痛・咽喉痛・耳痛・関節痛・神経痛・腰痛・筋肉痛・肩こり痛・打撲痛・骨折痛・ねんざ痛・外傷痛の鎮痛、悪寒・発熱時の解熱②小児の発熱時の一時的な解熱 |

| 分類 | 主な商品名（例） | 特徴・注意・効能効果 |
|---|---|---|
| アスピリン製剤<br>（サリチル酸系）<br>※エテンザミドも<br>サリチル酸系解熱<br>鎮痛薬であるが、<br>他の解熱鎮痛薬と<br>組み合わせて配合<br>される（》 p.37-38<br>配合剤） | バイエルアスピリン、<br>バファリンA　など<br>（指定第2類医薬品） | 【特徴】<br>作用発現時間が早い<br>胃腸障害があるが、バファリンAはダイバッファー HT<br>を含有し、胃への負担を軽減している<br>【注意】<br>15歳未満の小児及び出産予定日12週以内の妊婦に<br>は使用しない<br>5〜6回服用しても症状の改善が見られない場合は<br>医師又は薬剤師に相談<br>【効能効果】<br>頭痛・月経痛（生理痛）・歯痛・抜歯後の疼痛・咽喉痛・<br>耳痛・関節痛・神経痛・腰痛・筋肉痛・肩こり痛・<br>打撲痛・骨折痛・ねんざ痛・外傷痛の鎮痛、悪寒・<br>発熱時の解熱 |
| イブプロフェン製剤<br>（プロピオン酸系） | ①ナロンメディカル、<br>　リングルアイビー錠a200<br>　（指定第2類医薬品）<br>②イブメルト、<br>　ノーシンエフ200<br>　など<br>　（指定第2類医薬品）<br>③フェリア、<br>　リングルアイビー　など<br>　（指定第2類医薬品）<br>④イブA錠、<br>　セデスキュア、<br>　ノーシンピュア　など<br>　（指定第2類医薬品）<br>⑤エルペインコーワ<br>　（指定第2類医薬品） | 【特徴】<br>解熱鎮痛作用はアスピリンと同等で、副作用はアスピ<br>リンよりも少ない（咽喉痛や関節痛には他剤よりも効果<br>があり、片頭痛予防作用は他剤より劣るとの説がある）<br>①1回服用量イブプロフェン200mg、1日服用回数<br>　2回まで。服用間隔4時間以上。ただし、再度症状<br>　が現れた場合には3回目を服用できる<br>②1回服用量イブプロフェン200mg、1日服用回数<br>　2回まで。服用間隔6時間以上<br>③1回服用量イブプロフェン150mg、1日服用回数<br>　3回まで。服用間隔4時間以上<br>④アリルイソプロピルアセチル尿素とカフェインを<br>　加えることにより、鎮痛効果を増強させている<br>⑤ブチルスコポラミン臭化物を加え、生理痛の原因と<br>　なる下腹部の過剰な緊張を抑える<br>【注意】<br>15歳未満の小児及び出産予定日12週以内の妊婦に<br>は使用しない<br>5〜6回（①と②は3〜4回）服用しても症状の改善<br>が見られないときには医師又は薬剤師に相談<br>【効能効果】<br>①〜④頭痛・月経痛（生理痛）・歯痛・抜歯後の疼痛・<br>　咽喉痛・耳痛・関節痛・神経痛・腰痛・筋肉痛・<br>　肩こり痛・打撲痛・骨折痛・ねんざ痛・外傷痛の鎮痛、<br>　悪寒・発熱時の解熱<br>⑤生理痛（主に、軟便を伴う下腹部の痛みがある場合） |

| 分類 | 主な商品名（例） | 特徴・注意・効能効果 |
|---|---|---|
| ロキソプロフェンナトリウム製剤（プロピオン酸系） | バファリンEX、ロキソニンS（第1類医薬品） | 【特徴】<br>抗炎症、解熱、鎮痛効果を有するが、特に鎮痛作用が強力である<br>プロドラッグ製剤で、消化管から吸収されたのち、体内で活性代謝物質に変換され作用するため、胃腸障害が少ない<br>【注意】<br>15歳未満の小児及び出産予定日12週以内の妊婦には使用しない<br>1～2回服用しても症状の改善が見られない場合は医師又は薬剤師に相談<br>3～5日間服用しても痛みなどの症状が繰り返される場合には、服用を中止し、受診<br>【効能効果】<br>頭痛・月経痛（生理痛）・歯痛・抜歯後の疼痛・咽喉痛・腰痛・関節痛・神経痛・筋肉痛・肩こり痛・耳痛・打撲痛・骨折痛・ねんざ痛・外傷痛の鎮痛、悪寒・発熱時の解熱 |
| イソプロピルアンチピリン含有解熱鎮痛薬配合剤（ピリン系） | ①サリドンA、セデス・ハイ　など（指定第2類医薬品）②サリドンWi（指定第2類医薬品） | 【特徴】<br>他剤が無効でより強力な効果が必要な場合に用いる<br>イソプロピルアンチピリン以外にエテンザミド（サリドンA）、アセトアミノフェン（セデス・ハイ）、イブプロフェン（サリドンWi）などの解熱鎮痛剤が配合されている<br>【注意】<br>①②ピリン系の医薬品を含む薬剤であるため、他の薬剤よりもさらにアレルギーに注意し、原則的にアレルギー体質の人には勧めない<br>①②5～6回服用しても症状の改善が見られないときには医師又は薬剤師に相談<br>②15歳未満の小児及び出産予定日12週以内の妊婦には使用しない<br>【効能効果】<br>①頭痛・月経痛（生理痛）・歯痛・抜歯後の疼痛・咽喉痛・耳痛・関節痛・神経痛・腰痛・筋肉痛・肩こり痛・打撲痛・骨折痛・ねんざ痛・外傷痛の鎮痛、悪寒・発熱時の解熱<br>②頭痛・月経痛（生理痛）・歯痛・抜歯後の疼痛・咽喉痛・関節痛・神経痛・腰痛・筋肉痛・肩こり痛・打撲痛・ねんざ痛の鎮痛、悪寒・発熱時の解熱 |

| 分類 | 主な商品名（例） | 特徴・注意・効能効果 |
|---|---|---|
| 解熱鎮痛薬配合剤（ピリン系配合剤は前ページへ記載） | ①エキセドリンA錠<br>など<br>（指定第2類医薬品）<br>②新セデス錠、ノーシン、ナロン錠<br>など<br>（指定第2類医薬品）<br>③ナロンエースR など<br>（指定第2類医薬品）<br>④ノーシンアイ頭痛薬、バファリンルナi<br>（指定第2類医薬品） | **【特徴】**<br>①アセトアミノフェン＋アスピリン<br>②アセトアミノフェン＋エテンザミド<br>③イブプロフェン＋エテンザミド<br>④イブプロフェン＋アセトアミノフェン<br>解熱鎮痛薬を2種配合することにより、より効果を高め、副作用の軽減を図っている<br>他に、アリルイソプロピルアセチル尿素、カフェイン、ブロモバレリル尿素なども含有。アリルイソプロピルアセチル尿素とカフェインは鎮痛作用を増強し、特にカフェインは頭痛に効果がある。ブロモバレリル尿素は不安緊張状態を鎮静させる鎮痛補助作用があり、筋弛緩作用により筋緊張性頭痛にも有用である<br>**【注意】**<br>①③④は15歳未満の小児及び出産予定日12週以内の妊婦には使用しない<br>5〜6回服用しても症状の改善が見られない場合は医師又は薬剤師に相談<br>**【効能効果】**<br>頭痛・月経痛（生理痛）・歯痛・抜歯後の疼痛・咽喉痛・耳痛・関節痛・神経痛・腰痛・筋肉痛・肩こり痛・打撲痛・骨折痛・ねんざ痛・外傷痛の鎮痛、悪寒・発熱時の解熱 |
| 漢方薬 | オオクサ地竜エキス顆粒（分包） など<br>（第2類医薬品） | **【注意】**<br>5〜6回服用しても症状の改善が見られない場合は医師又は薬剤師に相談<br>**【効能効果】**<br>感冒時の解熱 |

（花島 邦彦）

38

# イブプロフェンのリスク区分について

OTC薬はそのリスクに応じて要指導医薬品、第1〜3類医薬品に分類されています。ところが、成分や含有量が同じ医薬品であっても、リスク区分が異なることがあることをご存知でしょうか？

イブプロフェン200mg製剤がそれに該当していました。平成27年10月18日までは、イブプロフェン200mg製剤には要指導医薬品（例：リングルアイビー錠α200）と指定第2類医薬品（例：ノーシンエフ200）が販売されていました。その後、要指導医薬品に分類されていたイブプロフェン200mg製剤は第1類医薬品となり、平成28年10月19日からは指定第2類医薬品になっています（**表**）。

現時点では、かつて要指導医薬品だったリングルアイビー錠α200も、従来から指定第2類医薬品だったノーシンエフ200も、同じ指定第2類医薬品に分類されていますが、これらの添付文書を見比べてみると、「用法・用量」においてノーシンエフ200には「服用間隔は6時間以上おいてください」、「1日服用回数

は2回を限度とします」との記載があり、リングルアイビー錠α200には「服用間隔は4時間以上おいてください」、「1日服用回数は2回まで、ただし再度症状が現れた場合には3回目を服用できます」との記載があり、用法用量が異なります。

つまり、同じイブプロフェンを200mg含有する製剤であっても、用法用量が異なる2種類の医薬品が存在しているというわけです。さらにリングルアイビー錠α200の添付文書には、ノーシンエフ200に記載されていない副作用や服用上の注意も追記されています。「成分・含量が同じ医薬品であるにもかかわらず、服用方法が異なり、場合によってはリスク区分も異なる場合がある」ことは、なかなか消費者には理解されにくいことであると思われます。

薬剤師、登録販売者はこのような情報もしっかり把握し、消費者に対して適切な指導を行うことにより、より安全で効果的なセルフメディケーションを推進していかなければなりません。

（花島 邦彦）

● **イブプロフェン200mg製剤のリスク区分の推移**

| 商品例 | リングルアイビー錠α200 | ノーシンエフ200 |
|---|---|---|
| 〜H27.10.18 | 要指導医薬品 | 指定第2類医薬品 |
| H27.10.19〜H28.10.18 | 第1類医薬品 | ↓ |
| H28.10.19〜 | 指定第2類医薬品 | ↓ |

# 総合感冒薬

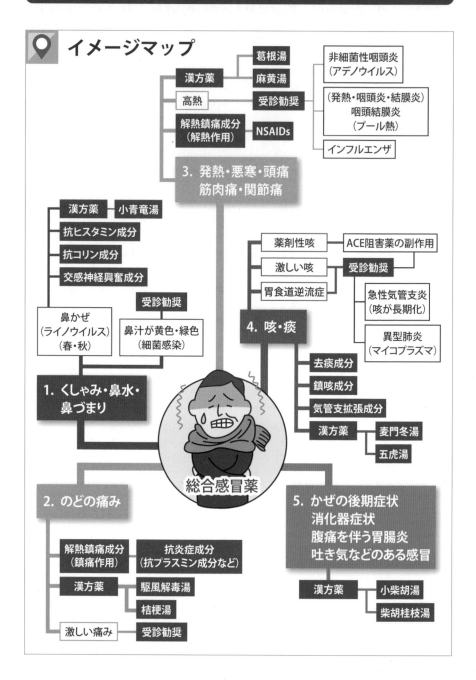

イメージマップ

漢方薬 ─ 葛根湯 / 麻黄湯

高熱 ─ 受診勧奨

非細菌性咽頭炎（アデノウイルス）

（発熱・咽頭炎・結膜炎）咽頭結膜炎（プール熱）

インフルエンザ

解熱鎮痛成分（解熱作用） ─ NSAIDs

3. 発熱・悪寒・頭痛　筋肉痛・関節痛

漢方薬 ─ 小青竜湯
抗ヒスタミン成分
抗コリン成分
交感神経興奮成分

受診勧奨

鼻かぜ（ライノウイルス）（春・秋）

鼻汁が黄色・緑色（細菌感染）

1. くしゃみ・鼻水・鼻づまり

薬剤性咳 ─ ACE阻害薬の副作用
激しい咳 ─ 受診勧奨
胃食道逆流症

急性気管支炎（咳が長期化）

異型肺炎（マイコプラズマ）

4. 咳・痰

去痰成分
鎮咳成分
気管支拡張成分
漢方薬 ─ 麦門冬湯 / 五虎湯

総合感冒薬

2. のどの痛み

解熱鎮痛成分（鎮痛作用） ─ 抗炎症成分（抗プラスミン成分など）
漢方薬 ─ 駆風解毒湯 / 桔梗湯
激しい痛み ─ 受診勧奨

5. かぜの後期症状　消化器症状　腹痛を伴う胃腸炎　吐き気などのある感冒

漢方薬 ─ 小柴胡湯 / 柴胡桂枝湯

**解説**

　総合感冒薬には、ウイルスによる上気道感染で起こるくしゃみ・鼻水・鼻づまり、初期の咽頭炎、中期の発熱・頭痛、咳・痰などの呼吸器症状、関節痛、全身倦怠感、後期の食欲不振などの消化器症状（下痢や嘔吐）を和らげるために複数の成分が配合されています。

## 1. くしゃみ・鼻水・鼻づまり

　くしゃみ・鼻水は、鼻粘膜にウイルスが付着して感染し、ヒスタミンが遊離して鼻粘膜の知覚神経や副交感神経を刺激することで起こるため、抗ヒスタミン成分や副交感神経を遮断する成分（抗コリン成分）を含む商品を推奨します。

　また鼻づまりは、ヒスタミンの作用で鼻粘膜の血管が拡張し、透過性が亢進するために起こるので、鼻粘膜血管を収縮させ充血と腫れを抑える交感神経興奮成分を含む商品を推奨します。

　抗ヒスタミン成分は眠気をもよおすため、鼻水があり上気道の炎症が強い人で眠くならない薬を求められた場合は、漢方薬の小青竜湯を勧めましょう。

　鼻水が黄色や緑色を呈したりするような場合は細菌感染が疑われるため、受診を勧めます。

## 2. のどの痛み

　のどの痛みが起こるのは、プラスミンが発痛物質ブラジキニンの遊離を促進して、遊離したブラジキニンをさらに発痛物質増強作用のあるプロスタグランジンが増強することにより、のどの粘膜下の知覚神経が刺激された結果で、それを抑える抗プラスミン作用をもつトラネキサム酸や抗炎症作用をもつNSAIDs（特にイブプロフェン）が配合された商品を選びます。

　漢方薬では桔梗湯や、体が熱くのどが痛くて腫れている人に駆風解毒湯などを勧めます（消炎作用、抗菌作用）。顆粒状の商品は、ぬるま湯にとかし、うがいをしながらゆっくり飲み込むとよいでしょう。

　激しいのどの痛みの場合は、夏ではアデノウイルスなどの非細菌性咽頭炎や咽頭結膜炎（プール熱）も考えられるので、受診を勧めます。

## 3. 発熱・悪寒・頭痛・筋肉痛・関節痛

　　かぜウイルスの刺激でプロスタグランジンという発熱物質が産生され、プロスタグランジンが体温調節中枢を刺激し、設定温度を上昇させるため、発熱や悪寒が起こります。このプロスタグランジンの産生を抑えるのがNSAIDsで、特にイブプロフェンが推奨されます。

　　高熱の場合、インフルエンザなどが考えられるのですぐに受診するよう勧めます。また、2.と同じように痛みにはかぜウイルスの刺激で生じた発痛物質ブラジキニンと、痛みを増強するプロスタグランジンの産生を抑え、痛みの伝わりをブロックするイブプロフェンが推奨されます。

## 4. 咳・痰

　　外界からの刺激物質やかぜウイルスの吸入により気道が炎症を起こすとサブスタンスPという化学伝達物質が放出され、それが咳受容体を刺激し、さらに延髄の咳中枢が刺激されるため呼吸筋が収縮し、咳が出るようになります。

　　咳を緩和するためには、咳中枢に抑制的に働く成分であるジヒドロコデインリン酸塩、チペピジンヒベンズ酸塩、デキストロメトルファン臭化水素酸塩水和物や、交感神経を興奮させて気管支を拡張する成分である$d\ell$-メチルエフェドリン塩酸塩を含むものを推奨します。痰の緩和には、気道粘液の分泌を高めて粘ついた痰を薄める成分を含むものを選びます。気道粘液分泌を高めるアンブロキソール塩酸塩、ブロムヘキシン塩酸塩、痰の成分を分解するリゾチーム塩酸塩、セミアルカリプロティナーゼなどの成分があります。

## 5. かぜの後期症状、消化器症状、腹痛を伴う胃腸炎、吐き気などのある感冒

　　かぜをひいてから数日たち、ウイルスが胃や腸にまで達すると胃腸の粘膜が炎症を起こすため、食欲不振や胃の痛み、吐き気、下痢などを起こすことがあります。

　　微熱があり、口が苦い、食欲がない、吐き気がするなど、これらの症状の緩和には、小柴胡湯や柴胡桂枝湯などの漢方薬が推奨されます。小柴胡湯は体の虚弱な人に不向きです。また、これらの副作用としては膀胱炎様症状、間質性肺炎の報告があります。間質性肺炎の初期症状には咳や息切れ、呼吸困難、発熱などがあり、かぜの症状と似ているため十分に注意しましょう。

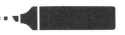

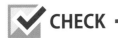

# CHECK ·····················◀

● スティーブンス・ジョンソン症候群（皮膚粘膜眼症候群：SJSと略）

これは重篤な皮膚症状を伴う過敏反応で、発見した医師の名前から名付けられました。

## 1 原因

主に医薬品による報告が多く、その他マイコプラズマ感染、ウイルス感染に伴うものが見られます。医薬品は抗菌薬・解熱消炎鎮痛薬・抗けいれん薬・高尿酸血症治療薬など多岐にわたり、OTC薬では総合感冒薬も原因となります。

## 2 時期

原因とされる医薬品を服用後2週間以内に発症することが多いのですが、数日以内あるいは1ヶ月以上たってから発症することもあります。

## 3 症状

①発熱（38℃以上）、②粘膜症状（眼の充血、口唇びらん、のどの痛み、陰部びらん）、③多発する紅斑（進行すると水疱・びらん形成）の3つが主要な症状です。

眼に出る症状は、皮膚や他の粘膜に病変が出るのとほぼ同時期か、あるいは皮膚に出るより半日から1日早く認められ、両眼性の急性結膜炎を生じます。

症状の出方にも特徴があり、感冒薬やNSAIDsによるSJSやTEN*では、特に眼の障害が強く出る特徴があります。進行が早く、症状は急激に拡大し、上気道や消化管粘膜を侵し、呼吸症状、消化管症状を生じることがあります。治療は入院しステロイド全身投与を行います。

## 4 発症機序

医薬品により生じた免疫・アレルギー反応により発症すると考えられていますが、種々の説があり統一された見解はありません。

## 5 頻度

SJSの頻度は人口100万人あたり年間1〜6人と報告されています。

## 6 薬局での対応

3で掲げた症状のいずれかが認められ、その症状が持続したり、さらに悪化を認めた場合には直ちに服用は中止していただき、早急に入院設備のある皮膚科の専門機関を紹介することが必要です。皮疹が急速に拡大するので、早い対応が求められます。SJSを発症した場合はお薬手帳に薬剤の名称を記すことを指導します。

＊ TEN：中毒性表皮壊死融解症
医薬品等の副作用により、広範囲な紅斑が出て、表皮の壊死性障害が全身の10%以上に起こり、水疱やびらん、表皮剥離が見られます。機序はSJSと同じと考えられておりTENの多くの症例がSJSの進展型と考えられています。
（SJSの診断基準では、表皮壊死性障害は全身の10%未満です）

# 販売前に確認

● **高熱がありますか？**

　突然発熱し、全身がだるい、関節に痛みがある、結膜に充血がある場合はインフルエンザが疑われるため、至急受診を勧めます。

● **服用する方は大人ですか？　子どもですか？　高齢者ですか？**（付表2-Ⓛ）

　総合感冒薬の解熱成分のサリチル酸系（アスピリン、アスピリンアルミニウム、サリチルアミド、エテンザミド）は、水痘（水ぼうそう）やインフルエンザなどの感染時に解熱目的で用いると急性脳症などを伴うライ症候群を引き起こす可能性があるため、15歳未満の小児が服用することがないよう注意します。小児の解熱成分にはアセトアミノフェンを勧めます。

　また、小児の用法をもつ総合感冒薬・鎮咳去痰薬・鼻炎用薬を販売する際は、2歳未満の乳幼児には医師の診療を優先してやむを得ない場合にのみ服用させるよう、15歳未満の小児には保護者の指導監督のもとに服用させるよう指導しましょう。

● **治療中の病気はありますか？**（付表3-Ⓑ）

　高血圧、心臓病、甲状腺機能亢進症、糖尿病、前立腺肥大症などの基礎疾患のある人は、成分によって服用に注意が必要です。例えば、$dl$-メチルエフェドリン塩酸塩などの交感神経刺激作用による副作用を起こすことがあるので、注意して薬を選びましょう。起こりうる副作用としては心悸亢進、血圧変動、血糖値上昇、排尿困難などがあります。

● **卵白アレルギーはありますか？**（付表2-Ⓐ）

　卵白アレルギーのある人には、リゾチーム塩酸塩を含む総合感冒薬を選択しないようにします。リゾチーム塩酸塩は卵白由来成分のため、同アレルギーの人が服用した場合、高熱を伴った発赤・水ぶくれを起こし、さらには皮膚や口、目の粘膜にまで重篤なアレルギー症状が出現することがあります。

● **ピリン系（イソプロピルアンチピリン）で副作用が出たことがありますか？**（付表1-Ⓐ）

　OTC薬でピリン系はイソプロピルアンチピリンだけですが、ピリン系で何らかの副作用を経験したことのある人には販売してはいけません。有名なピリン疹の他、呼吸困難や血管浮腫、全身性じん麻疹などの重篤なアナフィラキシー様症状を起こすことがあり、大変危険です。

● **車の運転はしますか？　お仕事は危険を伴いますか？**（付表2-Ⓘ）

　抗ヒスタミン成分によって眠気が起こりやすいので、車の運転や高所で作業する人などには注意が必要です。また抗コリン作用も併せもつため、閉塞隅角緑内障や前立腺肥大症の人には販売しないようにします。

● 生薬のカンゾウをとりすぎていませんか？（付表1-Ⓓ, 2-Ⓚ）

　生薬のカンゾウを含む総合感冒薬ではカンゾウの成分であるグリチルリチン酸による偽アルドステロン症が起こることがあります。ナトリウム貯留によるむくみや血圧上昇、低カリウム血症に注意が必要です。カンゾウは多くのOTC薬や漢方薬に配合されたり、食品にも甘味料として使用されているので重複摂取に気をつけます。グリチルリチン酸として1日40mg以上又は、カンゾウを1日1g以上摂取する場合は注意が必要です。

● 喘息を起こしたことはありませんか？（付表1-Ⓔ, 2-Ⓒ）

　総合感冒薬の中の解熱鎮痛成分のアスピリン（他のNSAIDsにも同様に注意が必要）には、喘息を誘発する作用があるため注意しましょう。

● 胃腸は弱いほうですか？（付表3-Ⓖ）

　胃腸が弱く解熱鎮痛薬を服用するといつも胃があれる人にはアセトアミノフェンを選びましょう。空腹時を避けて、食後に多めの水で飲むことを伝えます。

　また、便秘がちの人には、コデインリン酸塩や抗ヒスタミン成分、抗コリン成分を含有するものは避けるようにします。

 生活の留意点

　かぜはウイルス感染により起こりますが、医薬品は対症療法で症状を緩和するものであり、かぜにかからないよう日ごろから体力と抵抗力を高め、予防することが大切です。

● かぜを予防する、早く治すために

**手洗い・うがい**：帰宅時には手洗い・うがいをするようにしましょう。

**室内環境**：ウイルスは乾燥と低温に強いので、冬は適度な湿度（60％前後）と室温（20～24℃）を保ちましょう。

**睡眠・食事**：体の抵抗力を高めるために十分な睡眠とバランスのよい食事をとりましょう。粘膜を強くするビタミンAやビタミンB群、免疫力を上げるビタミンCなどを積極的にとりましょう。

**水分補給**：かぜをひいて熱がある場合、十分に水分を補給しましょう。イオン飲料（電解質ミネラル含有）は吸収がよいので上手に利用しましょう。また、「安静・栄養・休養」に努めましょう。

**嗜好品**：かぜをひいたときは、アルコールやタバコは症状を悪化させることがあるので控えましょう。服薬中にアルコールを摂取すると、薬物の作用が遅延したり促進したりすることがあります。

**受診勧奨**：OTC薬を3日位服用しても改善しない場合は受診を勧めましょう。

# 主な商品・特徴

| 分類 | 主な商品名（例） | 特徴・注意・効能効果 |
|---|---|---|
| 総合感冒薬<br>（発熱・寒気が強い<br>とき） | ベンザブロックIPプレミアム<br>（指定第2類医薬品） | **【特徴】**<br>イブプロフェン360mg（1日量）とアセトアミノフェン180mgの2種の解熱鎮痛成分のはたらきで、発熱・悪寒・頭痛・のどの痛み・関節の痛みを緩和する。ビタミンCやヘスペリジンなど全部で9種の成分を配合。錠剤とカプレットがある<br>**【注意】**<br>15歳未満、出産予定日12週以内の妊婦には使用しない。まれにSJSやTENなどの重篤な副作用が起こる。甲状腺機能障害、糖尿病、心臓病、高血圧、肝臓病、腎臓病、緑内障、全身性エリテマトーデス、混合性結合組織病、呼吸機能障害、閉塞性睡眠時無呼吸症候群、肥満症などの持病のある人には勧めない。使用上の注意にある副作用の初期症状（皮膚のかゆみ、動悸等）に気がつくように指導する。5日間をこえて服用しない<br>**【効能効果】**<br>かぜの諸症状（発熱、悪寒（発熱による寒気）、頭痛、のどの痛み、関節の痛み、鼻水、鼻づまり、筋肉の痛み、咳、痰、くしゃみ）の緩和 |
| | エスタック総合感冒、<br>ベンザエースA　など<br>（指定第2類医薬品） | **【特徴】**<br>アセトアミノフェン配合。アセトアミノフェンは比較的安全性の高い成分で胃粘膜障害、喘息発作誘発などの副作用は起こりにくいとされる。抗炎症作用は弱い<br>**【注意】**<br>解熱鎮痛成分は、まれにSJSやTENなどの重篤な副作用が起こる<br>心臓病、高血圧、腎臓病、胃・十二指腸潰瘍などの人には勧めない<br>**【効能効果】**<br>かぜの諸症状の緩和 |
| | プレコール持続性カプセル、<br>タイムコールP錠、<br>ルルアタックFXa　など<br>（指定第2類医薬品） | **【特徴】**<br>イソプロピルアンチピリン配合。解熱作用は強い。単独で使用するより他の解熱鎮痛成分と配合される<br>**【注意】**<br>解熱鎮痛成分は、まれにSJSやTENなどの重篤な副作用が起こる<br>心臓病、高血圧、腎臓病、胃・十二指腸潰瘍などの人には勧めない<br>ピリン疹に気をつける<br>**【効能効果】**<br>かぜの諸症状の緩和 |

| 分類 | 主な商品名（例） | 特徴・注意・効能効果 |
|---|---|---|
| | コデジール顆粒　など<br>（指定第2類医薬品） | 【特徴】<br>アスピリンアルミニウム配合。OTC薬の総合感冒薬で、解熱鎮痛成分としてアスピリンが配合される医薬品は少なく、コデジール顆粒を含めわずかである<br>【注意】<br>アスピリン喘息の誘発の可能性があるので喘息の既往歴がある人には避ける<br>15歳未満の小児は、水痘症やインフルエンザにかかっているときに服用するとライ症候群を起こす可能性がある<br>【効能効果】<br>かぜの諸症状の緩和 |
| 鎮咳・去痰成分配合薬<br>（咳・痰が強いとき） | パブロンエースPro錠、エスタックイブファインなど<br>（指定第2類医薬品） | 【特徴】<br>イブプロフェン600mg（1日量）、L-カルボシステイン750mg、アンブロキソール塩酸塩45mgなど7種類の有効成分を配合し、のどの痛み、咳、鼻水、発熱など11のかぜの諸症状に効果を現す<br>【注意】<br>15歳未満、出産予定日12週以内の妊婦には使用しない。まれにSJSやTENなどの重篤な副作用が起こる。甲状腺機能障害、糖尿病、心臓病、高血圧、肝臓病、腎臓病、緑内障、全身性エリテマトーデス、混合性結合組織病、呼吸機能障害、閉塞性睡眠時無呼吸症候群、肥満症などの持病のある人には勧めない。使用上の注意にある副作用の初期症状（皮膚のかゆみ、動悸等）に気がつくように指導する。5日間をこえて服用しない<br>【効能効果】<br>かぜの諸症状の緩和 |
| | パブロンメディカルC<br>（指定第2類医薬品） | 【特徴】<br>ジヒドロコデインが咳中枢に働き、グアイフェネシンとキキョウエキスが気道粘膜を潤し、痰のからむ咳に効果を現す<br>【注意】<br>15歳未満、出産予定日12週以内の妊婦、解熱鎮痛薬を服用して喘息を起こしたことのある人には勧めない<br>【効能効果】<br>かぜの諸症状の緩和 |
| | パイロンPL錠、パイロンPL顆粒<br>（指定第2類医薬品） | 【特徴】<br>解熱鎮痛成分であるサリチルアミド648mg（1日量）とアセトアミノフェン360mg、抗ヒスタミン成分であるプロメタジンメチレンジサリチル酸塩32.004mg、痛みをおさえるはたらきを助ける無水カフェインの4つの有効成分の作用によりのどの痛み、発熱、鼻水などのかぜに効果を現す |

| 分類 | 主な商品名（例） | 特徴・注意・効能効果 |
|---|---|---|
| | | **【注意】**<br>15歳未満には使用しない。まれにSJSやTENなどの重篤な副作用が起こる。甲状腺機能障害、糖尿病、心臓病、高血圧、肝臓病、腎臓病、緑内障、全身性エリテマトーデス、混合性結合組織病、呼吸機能障害、閉塞性睡眠時無呼吸症候群、肥満症などの持病のある人には勧めない。使用上の注意にある副作用の初期症状（皮膚のかゆみ、動悸等）に気がつくように指導する<br>**【効能効果】**<br>かぜの諸症状の緩和 |
| | エスタックイブ、ストナアイビー　など<br>（指定第2類医薬品） | **【特徴】**<br>ジヒドロコデインリン酸塩配合。延髄の咳中枢に直接作用し抑制する。鎮痛作用もある<br>**【注意】**<br>胃腸平滑筋れん縮により便秘が現れることがある<br>気道分泌抑制作用、呼吸抑制作用がある<br>麻薬性鎮咳成分で依存性がある<br>**【効能効果】**<br>かぜの諸症状の緩和 |
| | ①新コンタックかぜ総合、新タウロ感冒ブルーα　など<br>（指定第2類医薬品）<br>②ルルアタックFXa、ストナジェルサイナスEX　など<br>（指定第2類医薬品） | **【特徴】**<br>①非麻薬成分のデキストロメトルファン臭化水素酸塩水和物（＝コデインと同じ強さ）配合<br>②非麻薬成分のチペピジンヒベンズ酸塩やノスカピン配合。即効性の鎮咳作用で、強さはコデインより弱い<br>※非麻薬成分には気道分泌抑制作用、呼吸抑制作用はない<br>ジヒドロコデインリン酸塩は、気道分泌抑制作用や鎮咳作用が強いので、喘息や痰が切れにくい場合は、チペピジンヒベンズ酸塩やデキストロメトルファン臭化水素酸塩水和物が配合されている医薬品のほうが適している<br>**【効能効果】**<br>かぜの諸症状の緩和 |
| | 新ルルAゴールドS、改源、パブロンSα　など<br>（指定第2類医薬品） | **【特徴】**<br>$d\ell$-メチルエフェドリン塩酸塩配合。気管支拡張作用により咳を鎮め、痰の排出を容易にする<br>**【注意】**<br>甲状腺機能障害・心臓病・高血圧の人は交感神経刺激作用により血圧が上昇し、心拍数が増加するため、基礎疾患の症状が悪化するおそれがある<br>肝臓のグリコーゲンを分解して血糖値を上昇させる作用があるので、糖尿病を悪化させるおそれがある<br>**【効能効果】**<br>かぜの諸症状の緩和 |

| 分類 | 主な商品名（例） | 特徴・注意・効能効果 |
|---|---|---|
| 抗炎症成分配合薬（のどの痛みが強いとき） | ベンザエースA錠など（指定第2類医薬品） | 【特徴】<br>抗プラスミン成分のトラネキサム酸配合。炎症を促進しブラジキニンの遊離を促進するプラスミンの働きを抑え、のどの痛みを緩和する<br>【効能効果】<br>かぜの諸症状の緩和 |
| 抗コリン成分・抗アレルギー成分配合薬（鼻水に効く） | ストナジェルサイナスEX、新ルルAゴールドDXなど（指定第2類医薬品） | 【特徴】<br>ベラドンナ総アルカロイド配合。副交感神経遮断作用（＝抗コリン作用）あり<br>【注意】<br>抗コリン作用による目の調節障害や散瞳により異常なまぶしさを感じることがある<br>抗コリン作用により（膀胱平滑筋の弛緩と膀胱括約筋の緊張が起こり）尿がさらに出にくくなるおそれがある。前立腺肥大症の人は尿閉に注意<br>抗コリン作用により房水流出路（房水通路）が狭くなり眼圧が上昇し、緑内障を悪化させるおそれがある<br>【効能効果】<br>かぜの諸症状の緩和 |
| | パブロンメディカルN（指定第2類医薬品） | 【特徴】<br>塩酸プソイドエフェドリン135mg（1日量）、*d*-クロルフェニラミンマレイン酸塩3.51mgをはじめ6種類の有効成分を配合し、鼻水、鼻づまりなどかぜの諸症状に効果を現す<br>【注意】<br>15歳未満、出産予定日12週以内の妊婦には使用しない。まれにSJSやTENなどの重篤な副作用が起こる。甲状腺機能障害、糖尿病、心臓病、高血圧、肝臓病、腎臓病、緑内障、全身性エリテマトーデス、混合性結合組織病、呼吸機能障害、閉塞性睡眠時無呼吸症候群、肥満症などの持病のある人には勧めない。使用上の注意にある副作用の初期症状（皮膚のかゆみ、動悸等）に気がつくように指導する。5日間をこえて服用しない<br>【効能効果】<br>かぜの諸症状の緩和 |
| 吸入・塗布剤（外用薬） | ヴィックスヴェポラップ（指定医薬部外品） | 【特徴】<br>胸やのど、背中に1日3回塗ることで有効成分が体温で温められ蒸気となり、鼻と口から吸入され呼吸を楽にする。又、血行を改善して身体を温め、かぜに伴う諸症状を緩和する<br>外用薬のため生後6ヶ月以上の乳幼児から高齢者まで使用できる |

| 分類 | 主な商品名（例） | 特徴・注意・効能効果 |
|---|---|---|
| | | **【注意】**<br>年齢に応じ1回の使用量が異なるため、用法用量に注意する<br>目のまわりや粘膜には使用しない<br>**【効能効果】**<br>鼻づまり、くしゃみ等のかぜに伴う諸症状の緩和 |
| パップ剤<br>（外用薬） | カコナールかぜパップ<br>など<br>（指定医薬部外品） | **【特徴】**<br>有効成分が体温によって温められ揮散して、鼻の粘膜やのどに直接作用し、かぜの諸症状を緩和するパップ剤<br>2歳以上から使用できる<br>**【注意】**<br>用法用量を守る<br>目のまわりや粘膜、損傷部位には使用しない<br>**【効能効果】**<br>鼻づまり、くしゃみ等のかぜに伴う諸症状の緩和 |
| 漢方薬 | 「クラシエ」漢方麻黄湯<br>エキス顆粒 i　など<br>（第2類医薬品） | **【特徴】**<br>麻黄湯（初期）（胃腸・強）[*1]<br>発汗作用と利尿作用により寒気や発熱、関節の痛みに優れた効果をもつ。眠くなりにくい。カンゾウ・マオウ含む[*2]<br>**【効能効果】**<br>体力充実して、かぜのひきはじめで、寒気がして発熱、頭痛があり、咳が出て身体のふしぶしが痛く汗が出ていないものの次の諸症：感冒、鼻かぜ、気管支炎、鼻づまり |
| | カコナール2　など<br>（第2類医薬品） | **【特徴】**<br>葛根湯（初期）（胃腸・強）[*1]<br>かぜのひきはじめで肩・首のこわばりがあるときに用いる<br>カンゾウ・マオウ含む[*2]<br>**【効能効果】**<br>体力中等度以上のものの次の諸症：感冒の初期（汗をかいていないもの）、鼻かぜ、鼻炎、頭痛、肩こり、筋肉痛、手や肩の痛み |
| | 小青竜湯エキス顆粒A<br>クラシエ　など<br>（第2類医薬品） | **【特徴】**<br>小青竜湯（初～中期）（胃腸・中）[*1]<br>鼻水・鼻炎・咳にひきはじめから用いる<br>カンゾウ・マオウ含む[*2]<br>**【効能効果】**<br>体力中等度又はやや虚弱で、うすい水様の痰を伴う咳や鼻水が出るものの次の諸症：気管支炎、気管支喘息、鼻炎、アレルギー性鼻炎、むくみ、感冒、花粉症 |

| 分類 | 主な商品名（例） | 特徴・注意・効能効果 |
|---|---|---|
| | クラシエ桔梗湯内服液 など<br>（第2類医薬品） | **【特徴】**<br>キキョウ（鎮咳去痰作用）とカンゾウ（消炎・鎮痛作用）の2成分からなる<br>証（体質）にはそれほどこだわらず、のどの炎症に用いられる<br>カンゾウ含む*2<br>**【効能効果】**<br>体力にかかわらず使用でき、のどが腫れて痛み、ときに咳が出るものの次の諸症：扁桃炎、扁桃周囲炎 |
| | 駆風解毒湯エキス顆粒A（クラシエ）など<br>（第2類医薬品） | **【特徴】**<br>のどが腫れて痛んで熱が出る、暑がり、口が渇きやすいなどの症状を伴う場合に適する<br>カンゾウ含む*2<br>**【注意】**<br>うがいしながらゆっくり飲む<br>**【効能効果】**<br>体力にかかわらず使用でき、のどが腫れて痛むものの次の諸症：扁桃炎、扁桃周囲炎 |
| | ツムラ漢方桂枝湯エキス顆粒 など<br>（第2類医薬品） | **【特徴】**<br>桂枝湯（初期）（胃腸・弱）*1<br>かぜのひきはじめや体力が衰えたときに用いる<br>カンゾウ含む*2<br>**【効能効果】**<br>体力虚弱で、汗が出るものの次の症状：かぜの初期 |
| | 香蘇散料エキス顆粒「クラシエ」 など<br>（第2類医薬品） | **【特徴】**<br>香蘇散（初期）（胃腸・弱）*1<br>胃腸が弱く神経質の人の初期のかぜに効く<br>カンゾウ含む*2<br>**【効能効果】**<br>体力虚弱で、神経過敏で気分がすぐれず胃腸の弱いものの次の諸症：かぜの初期、血の道症 |
| | ツムラ漢方小柴胡湯エキス顆粒 など<br>（第2類医薬品） | **【特徴】**<br>小柴胡湯（後期）（胃腸・強～中）*1<br>発熱と悪寒が交互に現れ、舌に白い苔がつき、食欲不振などを伴うかぜの後期の症状に用いる<br>カンゾウ含む*2<br>**【注意】**<br>副作用として頻尿、排尿痛、血尿、残尿感などの膀胱炎様症状が起こることがある<br>インターフェロンとの併用で間質性肺炎が現れることがある |

| 分類 | 主な商品名（例） | 特徴・注意・効能効果 |
|---|---|---|
| | | **【効能効果】**<br>体力中等度で、ときに脇腹（腹）からみぞおちあたりにかけて苦しく、食欲不振や口の苦みがあり、舌に白苔がつくものの次の諸症：食欲不振、吐き気、胃炎、胃痛、胃腸虚弱、疲労感、かぜの後期の諸症状 |
| | ツムラ漢方内服液柴胡桂枝湯S など<br>（第2類医薬品） | **【特徴】**<br>柴胡桂枝湯（後期）（胃腸・中）*1<br>寒気がして吐き気があるかぜの後期症状に用いる<br>カンゾウ含む*2<br>**【注意】**<br>膀胱炎様症状が起こることがある<br>まれに重篤な間質性肺炎の副作用がある<br>**【効能効果】**<br>体力中等度又はやや虚弱で、多くは腹痛を伴い、ときに微熱・寒気・頭痛・吐き気などのあるものの次の諸症：胃腸炎、かぜの中期から後期の症状 |
| 生薬成分配合 | 新小児ジキニンシロップ、エスタック総合感冒、改源かぜカプセル など<br>（指定第2類医薬品） | **【特徴】**<br>カンゾウ、ショウキョウ、ケイヒなどの生薬成分を配合<br>**【効能効果】**<br>かぜの諸症状の緩和 |

*1 漢方薬では顧客の体質を「虚実」の証に分け、証に応じた薬を選ぶ（》p.146「漢方薬」の項参照）。
- 虚証：体力が虚弱でやせ型の胃腸が弱いタイプ
- 実証：体力が充実してがっちり型で胃腸が丈夫なタイプ

「虚実」を胃腸のタイプで大まかに分け、丈夫：強、普通：中、虚弱：弱とした。又、服用時期においては、初期：かぜのひきはじめ、中期：初期と後期の中間、後期：回復期と分けた。

*2 漢方製剤を併用するとき、特に注意すべき重複成分についてカンゾウ・マオウがあげられる。過量に服用することで副作用が出やすくなる。
- カンゾウ：グリチルリチン酸を含有するため、長期連用で偽アルドステロン症が起こるおそれがある（低カリウム血症、血圧上昇、ナトリウム・体液の貯留、浮腫、体重増加）（付表 1-Ⓓ, 2-Ⓚ）
- マオウ：エフェドリンを含有（交感神経刺激）するため、血圧上昇、消化管運動抑制、甲状腺機能亢進に伴う代謝亢進などが起こるおそれがある（血圧上昇、頻脈、動悸、全身脱力感、食欲不振、悪心嘔吐）（付表 3-Ⓑ）

（塚原 俊夫）

column

# リスク分類による商品陳列

　OTC薬は、医薬部外品など医薬品以外のものと区別して陳列しなければなりません。また、リスク分類ごとに区分して陳列します。さらに、要指導医薬品、第1類医薬品、指定第2類医薬品については、陳列場所の規定があります。ただし、既定の場所以外でも要指導医薬品と第1類医薬品の空箱を置くことやPOP広告などの掲示は可能です。　　　　　　　　（鹿村 恵明）

## 【要指導医薬品、第1類医薬品】

　「①」の設備に陳列します（**図1**）。ただし、「②」か「③」のいずれかの設備に陳列している場合は不要。
①要指導医薬品・第1類医薬品陳列区画＊の内部の陳列設備
②購入者が直接手の触れられない陳列設備
③鍵をかけた陳列設備
＊要指導医薬品・第1類医薬品陳列設備から1.2m以内の範囲（購入者が進入できない措置をとる）

**図1　要指導医薬品、第1類医薬品陳列例**

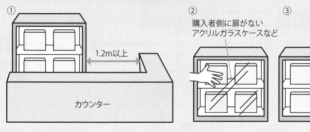

## 【指定第2類医薬品】

　「④」の範囲内に陳列します（**図2**）。ただし、「⑤」か「⑥」のいずれかの設備に陳列している場合は不要。
④情報提供する場所から7m以内の範囲
⑤鍵をかけた陳列設備
⑥指定第2類医薬品陳列設備から1.2m以内の範囲に購入者が進入できない措置がとられている陳列設備

**図2　指定第2類医薬品陳列例**

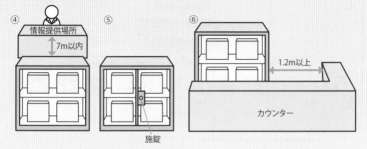

〔ENIF医薬ニュース Vol.18 No.16, P.16-17, 2009　東邦薬品より一部改変〕

# 鎮咳去痰薬

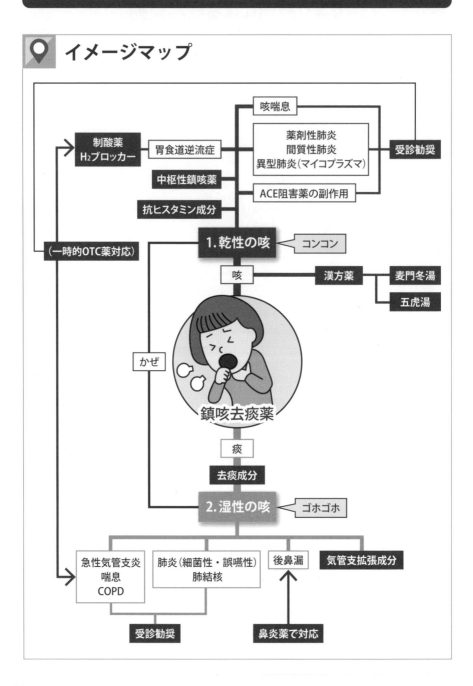

**解説**

　咳は、気道にたまった異物や分泌物（痰）を体外へ排除するための生体の防御反応です。したがって、咳をむやみに止めることは、痰などの排出を抑えることになるので望ましくありません。しかし、1回の咳嗽で約2kcalのエネルギーを消費するといわれ、咳が頻回に、長期に続くと体力を消耗します。また、長期にわたると睡眠を妨げたり筋肉痛を起こしたり、心臓・肺にも悪影響を及ぼすので、鎮咳去痰薬の服用が必要となります。

　咳の原因としては、気道粘膜の炎症や気道粘膜への寒冷刺激、気道内の分泌物・異物、アレルギー症状による気管支の痙れんなどがあげられます。

　咳は乾性の咳と湿性の咳の2つに分けられ、それぞれに適切な薬を選ぶ必要があります。

## 1. 乾性の咳

　乾性の咳の主な原因としては、かぜ症候群、咳喘息、薬剤性肺炎、間質性肺炎、異型肺炎の他、ACE阻害薬による副作用や胃食道逆流症などがあげられます。かぜ症候群による咳は、OTC薬で対応できますが、それ以外の原因がある場合は受診を勧めましょう。

　乾性の咳は痰を伴わず、「コンコン」というような感じの咳で、「空咳」ともいわれます。この咳を止めるには咳中枢に働きかける中枢性鎮咳薬を使います。中枢性鎮咳薬には麻薬性成分のコデインリン酸塩水和物やジヒドロコデインリン酸塩、非麻薬性成分のノスカピンやジメモルファンリン酸塩、デキストロメトルファン臭化水素酸塩水和物などがあります。麻薬性鎮咳薬は大量に服用したり長期連用すると身体的依存が生じるため、販売時には注意が必要です（ 付表2-Ⓚ ）。また、気管の分泌抑制作用があり、気管の粘膜を乾燥させ、痰の粘度を高くして痰を出しにくくさせるため、痰を伴う湿性の咳には適しません（OTC薬の鎮咳去痰薬は鎮咳成分に去痰成分を配合しているものもあるため、中枢性鎮咳成分が配合されているからといって、湿性の咳が出るときに服用してはいけないということではありません）。さらに、胃腸平滑筋に作用し蠕動運動を抑制するため、便秘を起こす可能性があります。非麻薬性鎮咳薬には、蠕動運動抑制作用はないので、便秘がちの人や痔疾を有する人にも適しています。

　乾性の咳でアレルギー性の場合には、気管支の収縮や血管透過性の亢進を抑制する抗ヒスタミン成分のクロルフェニラミンマレイン酸塩が含まれる商品を勧めます。ただし、抗コリン作用を併せもつため、口が渇き、痰を出しにくくさせることがあります。また、緑内障を悪化させたり、排尿困難を起こしたり、前立腺

肥大症の人では尿閉を起こすおそれもあるので、販売前に確認することが大切です。さらに、抗ヒスタミン成分は眠気をもよおすので、車の運転、機械操作の仕事時などには気をつけなければいけません（付表2-①）。

## 2. 湿性の咳

　湿性の咳は、気道の粘膜の炎症で分泌される痰を伴うもので「ゴホゴホ」と深い咳が出ます。このような場合は咳を抑えればよいのではなく、痰を出しやすいように痰の粘度を低下させ、気管支を広げることが必要です。そのため痰のからむ咳には、去痰成分を含む薬や、去痰成分に気管支拡張成分を配合している薬を選択します。

　湿性の咳の原因とされる疾患には、急性気管支炎、喘息、COPD（慢性閉塞性肺疾患）、肺炎、肺結核などがあります。いずれもOTC薬では対応できないため、受診を勧めましょう。OTC薬で対応できるのは、かぜ症候群による咳です。

### 〈去痰成分〉

　去痰薬とは、咳を止めるものではなく気道分泌を促進し、痰の成分を分解して粘度を下げ、痰を出しやすくする薬です。

　気道分泌促進成分としてトコン、ハンゲ、セネガ、キキョウなどの生薬エキス成分やグアヤコールスルホン酸カリウム、グアイフェネシン、痰の成分を正常化する成分のカルボシステイン、痰の分解・粘度低下成分のブロムヘキシン塩酸塩などがあります。生薬成分のサポニンには界面活性作用があり、気道の粘液分泌を促進させ痰を出しやすくします。

　また、痰は水と糖タンパクからなっており、痰の成分を分解するムコ多糖類分解酵素薬のリゾチーム塩酸塩は痰の粘度を低下させて、排出を促進します。消炎酵素ともいわれ抗炎症作用を併せもつため、のどに不快感があり、いがらっぽい咳が出るときには、リゾチーム塩酸塩とカンゾウ、キキョウなどの生薬エキスが配合されたカイゲントローチなどのトローチ剤を勧めます。

### 〈気管支拡張成分〉

　OTC薬としての気管支拡張成分には、キサンチン系気管支拡張薬と交感神経興奮薬の2つがあります。

　キサンチン系気管支拡張薬には、ジプロフィリン、テオフィリンがあり、気管支平滑筋を弛緩させて気管支を広げます。また、中枢興奮作用や強心作用、利尿作用などもあります。

　テオフィリンは治療域が狭く、すぐに中毒域となるため、過量に摂取すると悪心、嘔吐、動悸、頻脈、頭痛、不眠などの副作用が出やすくなるので注意が必要

です。また、テオフィリンを代謝する酵素（CYP1A2）を阻害する薬物や、誘導する薬物と併用する場合は、テオフィリンの血中濃度が上昇したり低下したりするため、他の薬物との併用には注意します。また、タバコを吸っているとテオフィリンの効果が現れにくくなります（付表 4-Ⓑ）。

交感神経興奮薬としては*dl*-メチルエフェドリン塩酸塩、メトキシフェナミン塩酸塩、トリメトキノール塩酸塩、生薬のマオウ（成分はエフェドリン）などがよく使われます。

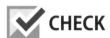 CHECK ●●●●●●●●●●●●●●●●●●●●●●●●●●●●●●●

● 小児へのコデインの使用禁止について（付表 2-Ⓜ）

2021年3月現在、コデイン類を含む医療用医薬品は56種類、OTC薬は558種類あります。咳止めに配合されるコデインリン酸塩水和物、又はジヒドロコデインリン酸塩（以下コデイン類と略）を含む医薬品については、厚生労働省より12歳未満の小児等への使用を禁忌とする旨の通知が出ています。

米国等において12歳未満に使用し呼吸抑制により死亡事例が出たため、米国食品医薬品局（FDA）が2017年4月に12歳未満の小児には禁忌としたことから、日本でも安全性の検討がなされました。日本では、死亡例の国内報告がなく、日本での呼吸抑制のリスクは欧米と比べて遺伝学的*に低いのですが、FDAの対応を受け、日本国内でもコデイン類による小児の呼吸抑制の発生リスクを可能な限り低減させるために、厚生労働省は製薬企業に対し、添付文書について、医療用では「禁忌」、OTC薬では「してはいけないこと」の項目に、「12歳未満の小児」を記載するよう通知しました。これに伴い、2019年7月からすべてのコデイン類含有製剤について、添付文書の改訂がなされています。

＊ コデインは体内で代謝されモルヒネとなって作用しますが、コデインの一部はCYP2D6で代謝されます。CYP2D6の遺伝子多型にはUltrarapid metabolizer（UMと略）とよばれる、非常に強い代謝活性をもつタイプが存在します。このタイプがコデイン製剤を服用すると代謝産物のモルヒネの血中濃度が高まり、副作用が増強されます。この遺伝子型をもつUMの頻度は日本人においては1%程度で低いといわれています。

# 販売前に確認

● **服用する方は大人ですか？ 子供ですか？**

　小児の用法をもつ鎮咳去痰薬（内服薬）を販売する際は、2歳未満の乳幼児には医師の診察を優先してやむを得ない場合にのみ服用させるよう、15歳未満の小児には保護者の指導監督のもとに服用させるよう指導しましょう。

● **総合感冒薬や鼻炎用薬を服用していませんか？**

　総合感冒薬や鼻炎用薬と鎮咳去痰薬の成分には重複するものがあります。例えば抗ヒスタミン成分、キサンチン成分、交感神経興奮成分は、いずれにも含まれるため、併用すると成分が重複する可能性があるので注意しましょう。

● **治療中の病気はありますか？**（付表 3 - Ⓑ）

　交感神経興奮成分である $dl$ -メチルエフェドリン塩酸塩、メトキシフェナミン塩酸塩、トリメトキノール塩酸塩、マオウを含有する医薬品では、交感神経 $\beta_1$ 刺激作用により心悸亢進や血圧上昇が起こり、高血圧・心臓病・甲状腺機能亢進症の症状を悪化させたり、肝臓のグリコーゲンを分解して血糖値を上昇させる作用により糖尿病を悪化させるおそれがあります。

● **他の漢方（生薬）成分の医薬品を服用していませんか？**（付表 1 - Ⓓ, 2 - Ⓚ）

　生薬成分にも副作用があるので、成分によっては注意が必要です。特にカンゾウ（グリチルリチン酸）を含むものは、過剰摂取することで偽アルドステロン症を起こすことがあります。カンゾウの成分のグリチルリチン酸を大量に摂取することでナトリウム貯留、カリウム排泄促進が起こり、浮腫や高血圧、四肢麻痺、低カリウム血症の症状が現れることがあるので、高齢者（特に排泄機能が衰えている人）、むくみのある人、心臓病・腎臓病・高血圧の人には注意が必要です。漢方製剤を2種以上併用し、かつその成分にカンゾウを多く含む場合は注意しなければいけません。

※グリチルリチン酸など1日最大含量がグリチルリチンとして40mg以上、又はカンゾウとして1g以上（エキス剤については原生薬に換算して1g以上）含有する医薬品を連用する場合には注意が必要です。例えば咳に甘草湯や五虎湯を選択し、便秘に大黄甘草湯を用いるような場合などです。

● **タバコは吸っていますか？**（付表 4 - Ⓑ）

　タバコを吸っている人が、鎮咳去痰薬（テオフィリン含有）を服用した場合、タバコ

がテオフィリンの代謝酵素を誘導するため、テオフィリンの血中濃度が低下し、効果が出にくくなります。また、そのような状況でタバコを突然中止すると、テオフィリンの血中濃度が急に上がり、悪心や嘔吐、動悸、頻脈、頭痛、不眠などの中毒症状が現れやすくなるので注意が必要です。

　また、喫煙が原因となる疾患にCOPDがあります。タバコを吸うことで、気道に慢性的な炎症が生じ、呼吸機能が低下して痰や咳が出始め、放置しておくと息切れや呼吸困難を起こします。COPDはOTC薬では対応できないため、受診を勧めるとともに、禁煙補助薬を紹介してみましょう。

●咳をしたとき、血液のまじった痰、黄色や緑色の膿性の痰が出ますか？
　咳が2週間以上続いていますか？
　このような場合は肺炎や慢性気管支炎など、他の疾患も考えられるため、OTC薬は販売せず早めに医療機関を受診するよう伝えます。

 # 生活の留意点

●咳を予防する、早く治すために

**食事**：バランスのよい食事を心がけます。のどの粘膜を強くするために、ビタミンAやビタミンC、ビタミンB$_2$、ビタミンB$_6$を積極的にとりましょう。また、体力を維持するためにビタミンB群（ビタミンB$_1$）もとりましょう。

**水分補給**：水分は十分にとりましょう。水分を多くとることで痰に含まれる水分が増加し、粘性の高い痰がやわらかくなり、出しやすくなります。

**嗜好品**：タバコは控えます。この機会をチャンスとして禁煙にチャレンジしてみましょう。タバコはCOPDの原因であるばかりでなく、薬物代謝酵素にも作用し、薬物の効果に影響を与えます。

**睡眠**：十分な睡眠をとりましょう。

**うがい**：外出時はマスクをして、外出から帰宅したときはうがいをしましょう。うがい薬を利用するのもよいでしょう。

**室内環境**：冬場は室内の温度を20度、湿度を約50〜60％に保ち、部屋の中に空気の対流をつくることが有効です（例えば扇風機を弱運転させるだけでも十分な効果があります）。また、洗濯物の部屋干しも有効です。

**のどに負担をかけない**：冷たいものを摂取したり、大声を出したりすることによりのどに刺激を与え、咳を誘発することがあるため、のどに過剰な負担をかけないように心がけましょう。

# 主な商品・特徴

| 分類 | 主な商品名（例） | 特徴・注意・効能効果 |
|---|---|---|
| 鎮咳成分配合薬<br>（乾性の咳に） | 新エスエスブロン錠エース、ベンザブロックせき止め錠、アネトンせき止め錠<br>など<br>（指定第2類医薬品） | 【特徴】<br>麻薬性鎮咳成分のジヒドロコデインリン酸塩又はコデインリン酸塩水和物配合。大脳の咳中枢に作用し、鎮咳する。麻薬性の成分なので依存性や呼吸抑制、イレウス（腸閉塞）などの副作用がある。気管分泌作用を抑制するので、痰が排出しにくくなる→空咳に用いる<br>【注意】<br>胃腸平滑筋れん縮により便秘が現れることがある<br>【効能効果】<br>咳、痰 |
| | ①アストフィリンS　など<br>　（指定第2類医薬品）<br>②エスエスブロン液L、<br>　新コンタックせき止め<br>　W持続性　など<br>　（第2類医薬品） | 【特徴】<br>非麻薬性鎮咳成分のジメモルファンリン酸塩、デキストロメトルファン臭化水素酸塩水和物、ノスカピンのいずれかを配合。大脳咳中枢に作用し鎮咳する。これらの成分には胃腸に対する作用と気管分泌抑制作用はない。便秘の人にもお勧めできる<br>【注意】<br>ジメモルファンリン酸塩は、糖尿病の人には勧めない（耐糖能に異常を示したケースあり）<br>【効能効果】<br>咳、痰（①は喘息にも適応） |
| 去痰成分配合薬<br>（湿性の咳に） | ①ジキニンのどクリア<br>　など<br>　（第2類医薬品）<br>②龍角散ダイレクトス<br>　ティックミント　など<br>　（第3類医薬品） | 【特徴】<br>セネガ（去痰作用）、シャゼンソウ（鎮咳去痰作用）、キキョウ（鎮咳去痰作用）、カンゾウ（抗炎症作用、気道粘膜からの分泌促進作用）などの生薬成分配合。これらの作用により、去痰作用を期待し用いられている<br>【効能効果】<br>①咳、痰<br>②咳、痰、のどの炎症による声がれ・のどのあれ・のどの不快感 |

| 分類 | 主な商品名（例） | 特徴・注意・効能効果 |
|---|---|---|
| | ①去痰CB錠、クールワン去たんソフトカプセル　など（第2類医薬品）②新コルゲンコーワ咳止め透明カプセル、新トニン咳止め液、キッズバファリンせきどめシロップS　など（指定第2類医薬品） | 【特徴】①L-カルボシステイン、ブロムヘキシン塩酸塩配合。カルボシステインは医療用医薬品のムコダイン®のスイッチ成分であり、喀痰溶解作用をもつ。痰の中の粘性タンパク質に作用して粘り気を減少させる。ブロムヘキシン塩酸塩は医療用医薬品のビソルボン®のスイッチ成分であり気道粘液分泌促進作用をもつ。これらの作用により、痰のからむ咳に効果がある②グアイフェネシン、グアヤコールスルホン酸カリウム配合。気道粘膜からの分泌促進作用がある【効能効果】①痰、痰のからむ咳②咳、痰 |
| 気管支拡張成分配合薬 | ①新トニン咳止め液　など（指定第2類医薬品）②新フステノン　など（指定第2類医薬品） | 【特徴】①気管支拡張成分のトリメトキノール塩酸塩配合②気管支拡張成分の$dl$-メチルエフェドリン塩酸塩配合交感神経興奮作用成分は、交感神経を刺激し気管支を拡張させる作用があり、咳や喘息の症状を鎮める【注意】交感神経刺激作用により、心悸亢進や血圧上昇、血糖値上昇を招きやすいので、高血圧・心臓病・糖尿病の基礎疾患のある人は注意が必要【効能効果】咳、痰 |
| | ①ミルコデ錠A　など（第1類医薬品）②アストフィリンS、フスコンZ液　など（指定第2類医薬品） | 【特徴】①テオフィリン配合②ジプロフィリン配合キサンチン類であり、自律神経を介さないで気管支平滑筋に直接作用して気管支を拡張させる【注意】キサンチン類は中枢神経興奮作用もあり、甲状腺機能亢進に伴う代謝亢進や、カテコールアミンの作用を増強するおそれがある。中枢神経刺激作用により、てんかん発作の閾値を下げ発作が起こりやすくなるおそれや、心刺激作用により動悸が現れることがある小児は過量で副作用が出やすいので、用法用量を守る。カフェイン飲料のとりすぎに注意。喫煙中の人は、服用中に禁煙することでキサンチン類の血中濃度が上昇して、中毒症状が出ることがある【効能効果】喘息、咳、痰 |

| 分類 | 主な商品名（例） | 特徴・注意・効能効果 |
|---|---|---|
| ドロップ剤 | ①浅田飴　など<br>（指定第2類医薬品）<br>②トキワ南天喉飴　など<br>（第3類医薬品） | 【特徴】<br>生薬が主成分<br>①キキョウ（鎮咳去痰作用）、トコン（去痰作用）、マオウ（気管支拡張作用）、ニンジン（去痰作用）、カッコン（抗炎症作用）配合<br>②南天実（知覚神経、末梢運動神経に働きかけ鎮咳作用を現す）配合<br>のどに不快感があり、いがらっぽい咳が出るときに効果が期待される<br>【効能効果】<br>咳、のどの炎症による声がれ・のどのあれ・のどの不快感・のどの痛み・のどの腫れ（①は痰にも適応） |
| トローチ剤 | ①ベンザブロックトローチ、セキトローチ　など<br>（第2類医薬品）<br>②龍角散ダイレクトトローチマンゴーR　など<br>（第3類医薬品）<br>③カイゲントローチ、新コルゲンコーワトローチ　など<br>（第3類医薬品） | 【特徴】<br>①鎮咳成分のデキストロメトルファンフェノールフタリン酸塩、去痰成分のグアヤコールスルホン酸カリウム、殺菌消毒成分のセチルピリジニウム塩化物水和物配合<br>②有効成分の生薬が胃腸を経由せず、のどの粘膜に直接作用し痰を切り、咳を鎮める。弱ったのどの働きを回復させ炎症を鎮める。生薬成分のみ配合。カンゾウ含む<br>③殺菌消毒成分のセチルピリジニウム塩化物水和物、のどの粘膜の炎症を防ぐ消炎酵素（リゾチーム塩酸塩）、のどの粘膜液分泌を増加させる生薬成分を配合<br>【注意】<br>③5歳以上に適用<br>　卵白アレルギーを起こしたことのある人には使用しない<br>【効能効果】<br>①②咳、痰、のどの炎症による声がれ・のどのあれ・のどの不快感・のどの痛み・のどの腫れ<br>③のどの炎症による声がれ・のどのあれ・のどの不快感・のどの痛み・のどの腫れ、口腔内の殺菌・消毒、口臭の除去 |
| 漢方薬 | ツムラ漢方麦門冬湯エキス顆粒　など<br>（第2類医薬品） | 【特徴】<br>かぜであれた気道粘膜を潤すことにより、気道の過敏性反応を抑え、咳を鎮め痰を切れやすくする<br>喘息気味の咳に用いる<br>水様の咳の出る人には不向き<br>カンゾウ含む<br>【効能効果】<br>体力中等度以下で、痰が切れにくく、ときに強く咳こみ、又は咽頭の乾燥感があるものの次の諸症：空咳、気管支炎、気管支喘息、咽頭炎、しわがれ声 |

| 分類 | 主な商品名（例） | 特徴・注意・効能効果 |
|---|---|---|
| | ツムラ漢方半夏厚朴湯<br>エキス顆粒　など<br>（第2類医薬品） | 【特徴】<br>気分がふさぎ、のどに何かはりついたような感じがいつもあるような人に適する<br>胃腸の弱い虚弱タイプで起床時にむくみ、手足の先が冷える人に適する<br>【効能効果】<br>体力中等度をめやすとして、気分がふさいで、咽喉・食道部に異物感があり、ときに動悸、めまい、嘔気などを伴う次の諸症：不安神経症、神経性胃炎、つわり、咳、しわがれ声、のどのつかえ感 |
| | 「クラシエ」漢方五虎湯<br>エキス顆粒A　など<br>（第2類医薬品） | 【特徴】<br>咳や喘息に用いるが身体の虚弱な人（胃腸系が弱い）には不向き<br>カンゾウ・マオウ含む<br>【効能効果】<br>体力中等度以上で、咳が強く出るものの次の諸症：咳、気管支喘息、気管支炎、小児喘息、感冒、痔の痛み |
| | 「クラシエ」漢方甘草湯<br>エキス顆粒S　など<br>（第2類医薬品） | 【特徴】<br>激しい咳や咽頭痛の人に用いる<br>カンゾウだけからなる漢方処方製剤であり、むくみのある人には向かない<br>カンゾウ含む<br>【効能効果】<br>激しい咳、咽喉痛、口内炎、しわがれ声（体力にかかわらず使用できる） |

（塚原　俊夫）

# 鼻炎用薬

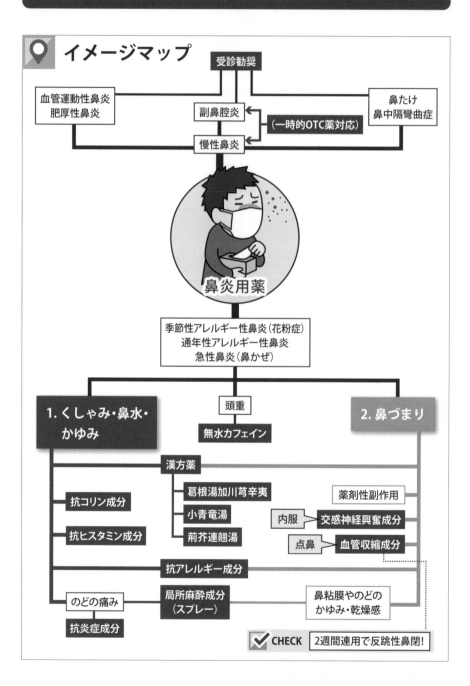

## イメージマップ

受診勧奨

血管運動性鼻炎
肥厚性鼻炎

副鼻腔炎 ← （一時的OTC薬対応）

鼻たけ
鼻中隔彎曲症

慢性鼻炎 ←

鼻炎用薬

季節性アレルギー性鼻炎（花粉症）
通年性アレルギー性鼻炎
急性鼻炎（鼻かぜ）

### 1. くしゃみ・鼻水・かゆみ

頭重
無水カフェイン

### 2. 鼻づまり

漢方薬

葛根湯加川芎辛夷
小青竜湯
荊芥連翹湯

薬剤性副作用

内服 交感神経興奮成分

点鼻 血管収縮成分

抗コリン成分

抗ヒスタミン成分

抗アレルギー成分

のどの痛み

局所麻酔成分
（スプレー）

鼻粘膜やのどの
かゆみ・乾燥感

抗炎症成分

✓ CHECK 2週間連用で反跳性鼻閉！

## 解説

　鼻炎は鼻粘膜の炎症で、季節性アレルギー性鼻炎（花粉症）、通年性アレルギー性鼻炎、急性鼻炎（鼻かぜ）、慢性鼻炎があります。

　アレルギー性鼻炎は、花粉や室内のほこり、カビや胞子、動物の毛などによって引き起こされ、発作的なくしゃみの連発、多量の鼻水、鼻づまりが三大症状です。鼻以外の症状としては、頭が重い、なみだ目、皮膚のかゆみなどがあります。

　急性鼻炎はかぜウイルスによる鼻かぜで、くしゃみ・鼻水・鼻づまりが主な症状です。

　慢性鼻炎では、長期間、鼻炎の症状が続きます。背景には、血管運動性鼻炎、肥厚性鼻炎、副鼻腔炎、鼻たけ、鼻中隔彎曲症などがあり、専門医による治療が必要です。したがって、これらの治療はOTC薬では対応できないので、受診を勧めます。

　「鼻炎」とつくものはこのように同じ症状を呈するので、OTC薬を勧めるときには、鼻炎の各症状に適した薬を選択します。

## 1. くしゃみ・鼻水・かゆみ

　異物（抗原）が生体内に入ると、貪食細胞に取り込まれ、情報がTリンパ球からBリンパ球へ伝わり抗体がつくられ（IgE抗体）、これが肥満細胞や好塩基球上に付着するという感作が起こります。感作後に再び抗原が入ってくると、抗原抗体反応が起こり、肥満細胞内から多くの化学伝達物質（ヒスタミン、ロイコトリエン、トロンボキサン$A_2$、血小板活性化因子）が放出され、さまざまな生体反応（アレルギー症状）が引き起こされます。こうして放出されたヒスタミンは鼻粘膜の知覚神経や副交感神経を刺激してくしゃみを起こし、副交感神経末端から鼻腺へ刺激が伝わりアセチルコリンの分泌が亢進して腺分泌が引き起こされ、大量の鼻水が出るという一連の反応が起こります。

　鼻炎用薬には内服薬と点鼻薬がありますが、くしゃみ・鼻水が主症状の人には、くしゃみ・鼻水などのアレルギー症状を抑える抗ヒスタミン成分と、鼻水の分泌を抑える抗コリン成分の配合された内服薬を勧めます。

〈内服薬の成分〉

● くしゃみ・鼻水を和らげる抗ヒスタミン成分のクロルフェニラミンマレイン酸塩（大半のOTC薬に配合。第1世代のため眠気が強い）。他にジフェニルピラリン塩酸塩、カルビノキサミンマレイン酸塩、第2世代の眠気の少ないメキタジン

● 鼻汁分泌を起こすアセチルコリンの分泌を抑制する（抗コリン成分）ヨウ化イソプロパミド、ベラドンナ総アルカロイド

- 鼻粘膜の毛細血管を収縮する作用により鼻づまりを緩和する交感神経興奮成分のプソイドエフェドリン塩酸塩、フェニレフリン塩酸塩、$dl$-メチルエフェドリン塩酸塩
- 鼻粘膜の炎症を抑える抗炎症成分のリゾチーム塩酸塩、グリチルリチン酸
- 細胞からの化学伝達物質の遊離を抑える作用をもつ抗アレルギー成分のケトチフェンフマル酸塩、アゼラスチン塩酸塩、エピナスチン塩酸塩、ペミロラストカリウム、セチリジン塩酸塩、フェキソフェナジン塩酸塩、ロラタジン
- 炎症による頭痛や頭重感を和らげ、抗ヒスタミン成分による眠気を防止する無水カフェイン（内服薬の大半に配合）

## 2. 鼻づまり

　鼻づまりは、一連のアレルギー反応が起こりヒスタミンが遊離されることにより、鼻粘膜の血管が拡張し、透過性を亢進するため引き起こされます。鼻づまりに対しては、抗ヒスタミン成分や抗コリン成分では十分な効果が得られないため、毛細血管の交感神経 $\alpha_1$ 受容体を刺激し、充血した鼻粘膜血管を収縮させる作用がある血管収縮成分を配合した点鼻薬を勧めます。

　鼻づまりをもたらすもう1つの原因として、化学伝達物質のロイコトリエンやトロンボキサン $A_2$、好酸球やリンパ球などの炎症性細胞の浸潤によって起こるメカニズムがあります。鼻づまりが強い場合には、これらの化学伝達物質を抑制する作用の医薬品による治療を受けなければならないので受診を勧めます。

〈点鼻薬の成分〉
- 鼻粘膜血管を収縮させ鼻腔中の腫れを緩和する血管収縮成分のナファゾリン塩酸塩、テトラヒドロゾリン塩酸塩、オキシメタゾリン塩酸塩
- くしゃみ・鼻水を和らげる抗ヒスタミン成分のクロルフェニラミンマレイン酸塩
- 鼻腔内を清潔にし、鼻づまりなどの緩和と二次感染を予防するための殺菌成分としてベンザルコニウム塩化物やベンゼトニウム塩化物
- 鼻粘膜や、のどのかゆみ・乾燥感・不快感を和らげるために知覚神経を鈍麻させる局所麻酔成分のリドカイン
- 肥満細胞から化学伝達物質が遊離されるのを抑制し、アレルギー反応を起こりにくくする抗アレルギー成分のクロモグリク酸ナトリウム、ケトチフェンフマル酸塩（効果発現まで早くて3日、通常2週間）

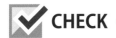 **CHECK** •••••••••••••••••••••••••••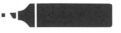

●**2週間連用で反跳性鼻閉！**（付表3-©）

点鼻薬の使用回数については注意が必要です。

血管収縮成分の配合されている点鼻薬は連用すると血管が過剰に縮み、組織に十分な酸素が行き渡らなくなります。体はその状況を打開するため逆に今度は血管を広げて酸素を確保しようとするので鼻づまりが起こります。目の奥が痛くなったり、頭が痛くなったりした場合は使用を直ちに中止するよう伝えなければなりません（3日間使用しても症状の改善が見られない場合は使用を中止し、受診するよう促します）。

また、抗アレルギー成分配合の点鼻薬は、成分によって使用回数が異なるため、販売時には次のように十分説明を行います。クロモグリク酸ナトリウムは医療用では単剤であり、1日6回使用できますが、OTC薬のクロモグリク酸ナトリウム配合の点鼻薬はそれ以外にも血管収縮成分のナファゾリン塩酸塩や抗ヒスタミン成分が一緒に配合されているため、医療用のように連用使用はできません。症状がひどいときだけの使用とするか、OTC薬の添付文書にあるように1日3〜5回、連用は3時間以上あける必要があります。一方、ケトチフェンフマル酸塩配合のOTC薬は単味製剤であるため、医療用と同じ用法で1日4回使用できます。

 ## 販売前に確認

●**服用する方は大人ですか？ 子供ですか？**

小児の用法をもつ鼻炎用内服薬を販売する際は、2歳未満の乳幼児には医師の診察を優先してやむを得ない場合にのみ服用させるよう、15歳未満の小児には保護者の指導監督のもとに服用させるよう指導しましょう。

●**他のOTC薬を服用していますか？**（付表3-Ⓔ）

鼻炎薬の中に配合されている成分として、抗ヒスタミン成分、抗コリン成分、交感神経興奮成分（血管収縮成分）、カフェイン、抗アレルギー成分などがあげられます。これらの成分を含むOTC薬には、総合感冒薬、鎮咳去痰薬、胃腸薬、眠気防止薬、乗り物酔い予防薬などがあり、併用することで成分が重複すると、抗ヒスタミン成分の場合には眠気が強まったり、抗コリン成分の場合は口渇や便秘などの副作用が出る可能性もあるので、確認が必要です。

●**治療中の病気はありますか？**（付表3-Ⓐ, Ⓑ）

鼻炎用薬の成分のうち、交感神経興奮成分は、交感神経を刺激して血管を収縮させる

ことにより、鼻粘膜のうっ血をとり鼻づまりを和らげますが、血管を収縮させることで血圧が上昇したり、心機能亢進で心拍数増加が起こったり、解糖系促進により血糖値を上昇させる作用があるので、高血圧・心臓病・甲状腺機能亢進症の症状を悪化させるおそれがあります（付表3-Ⓐ, Ⓑ）。

　また、血圧のチェックが必要な成分としてグリチルリチン酸があります。鼻炎薬の中の抗炎症成分（生薬カンゾウの主成分）ですが、大量に摂取することで偽アルドステロン症（ナトリウム貯留、カリウム排泄促進）を起こし、むくみや血圧上昇、低カリウム血症（筋力低下、脱力感、手足のしびれ、脈の乱れ）を引き起こすことがあるため、高血圧の人にはカンゾウが含まれていない商品を選びます（付表1-Ⓓ, 2-Ⓚ）。

　一方、抗コリン作用（散瞳を起こす）、交感神経興奮作用（散瞳）をもつ薬により、房水流出路（房水通路）が圧迫され、眼圧が上昇するおそれがあるため、緑内障の人には注意が必要です。さらに、抗コリン作用により膀胱排尿筋が緩んで尿を貯え、尿道括約筋が収縮することで排尿が抑えられ、尿が出にくくなってしまうことがあるため、排尿障害がないかを確認してから販売しましょう（付表2-Ⓑ, 3-Ⓐ）。

● 車の運転はしますか？　お仕事は危険を伴いますか？（付表2-Ⓘ, 3-Ⓔ）

　鼻炎用のOTC薬は、ヒスタミン由来の炎症を緩和するために抗ヒスタミン成分が配合されていますが、副作用に眠気があるため、仕事上不都合な人には眠くなりにくいスイッチ医療成分のフェキソフェナジン塩酸塩やロラタジン、又は漢方薬を勧めます。

##  生活の留意点

● 鼻炎を予防するために

**掃除：**家の中は、アレルギーの原因となるホコリやダニの死骸・糞、ペットの毛などを取り除くためにまめに掃除をしましょう。また、布団はよく日に干して乾燥させたあとに、浮き出たダニなどを掃除機で吸い取りましょう。

**保温：**急激な気温差は症状を誘発するので保温を心がけましょう。体を冷やさないことが大切です。

**花粉対策：**花粉の飛散する時期には、外出時にマスクや眼鏡をしましょう。また、テレビや新聞、インターネットなどの花粉情報を有効に利用しましょう。

**嗜好品：**刺激物のとりすぎを避け、喫煙やアルコール摂取を控えましょう。アルコール摂取により鼻づまりが悪化することがあるため、症状がひどいときにはできるだけ控えましょう。

**ストレス：**ストレスをためないようにし、十分な睡眠をとりましょう。

**主な商品・特徴**

| 分類 | 主な商品名（例） | 特徴・注意・効能効果 |
|---|---|---|
| 〈内服薬〉<br>抗アレルギー成分配合<br>（第2世代の抗ヒスタミン薬は抗アレルギー作用を併せもつ） | ①ストナリニZ、<br>　新コンタック鼻炎Z<br>　（第2類医薬品）<br>②アレグラFX、<br>　ロートアルガードゼロ<br>　ダイレクト<br>　（第2類医薬品）<br>③アレジオン20<br>　（第2類医薬品）<br>④ポレガード　など<br>　（第2類医薬品）<br>⑤ザジテンAL鼻炎カプセル、<br>　コンタック600ファースト<br>　（第2類医薬品）<br>⑥クラリチンEX<br>　（第2類医薬品） | 【特徴】<br>①1日1回、就寝前服用<br>　セチリジン塩酸塩配合。医療用医薬品のジルテック®のスイッチ成分。第2世代の抗ヒスタミン薬で抗アレルギー作用も有する。鼻アレルギー専用の鼻炎症状改善薬<br>　服用してはいけない人：(1) ピペラジン誘導体（レボセチリジン、ヒドロキシジンを含む）に対し過敏症の既往歴のある人、(2) 重度腎障害（Ccr10mL/分未満）、(3) 他のアレルギー用薬、抗ヒスタミン成分を含有する内服薬、テオフィリン、リトナビル又はピルジカイニド塩酸塩水和物を含有する内服薬を服用中の人<br>②1日2回、朝・夕服用<br>　フェキソフェナジン塩酸塩配合。医療用医薬品のアレグラ®のスイッチ成分。医療用と同一量。第2世代の抗ヒスタミン薬で抗アレルギー作用も有する<br>　脳へ移行しにくいため眠気が最も少ない。インペアード・パフォーマンス（抗ヒスタミン作用により集中力・判断能力・作業能率が低下した状態のこと）を起こしにくい<br>　他のアレルギー用薬、抗ヒスタミン成分を含有する内服薬、制酸剤（水酸化アルミニウム・水酸化マグネシウム含有製剤）、エリスロマイシンとは併用しない。ロートアルガードゼロダイレクトは1日2回水なしで飲める<br>③1日1回、就寝前服用<br>　エピナスチン塩酸塩配合。医療用医薬品のアレジオン®のスイッチ成分。持続性があり、強力な抗ヒスタミン作用と抗アレルギー作用をもつ<br>④1日2回、朝食後及び就寝前服用<br>　アゼラスチン塩酸塩配合。医療用医薬品のアゼプチン®のスイッチ成分。第2世代の抗ヒスタミン薬で抗アレルギー作用も有する<br>　鼻炎の症状に用いるときは1週間服用して効果がない場合は受診を勧める（じん麻疹、湿疹・かぶれなどにも効果がある）<br>⑤1日2回、朝食後及び就寝前服用<br>　ケトチフェンフマル酸塩配合。医療用医薬品のザジテン®のスイッチ成分。第2世代の抗ヒスタミン薬で抗アレルギー作用も有する（鼻炎に効果発現するのに早くて3日、2週間くらいかかることもある）<br>⑥1日1回食後服用（毎日同じ時間帯に服用）<br>　脳への移行性が低いのでインペアード・パフォーマンスを起こしにくく、眠くなりにくい。就寝前に鼻づまりを起こしやすく朝方くしゃみが連続して出る（モーニングアタック）タイプは夕食後に服用する。季節性アレルギー症状を抑えるためには早期から服用する |

| 分類 | 主な商品名（例） | 特徴・注意・効能効果 |
|---|---|---|
| | ⑦エバステルAL<br>　（第1類医薬品）<br>⑧ロートアルガード鼻炎<br>　内服薬ゴールドZ<br>　（指定第2類医薬品）<br>⑨アルガードクイック<br>　チュアブル<br>　（第2類医薬品） | ⑦1日1回、就寝前服用<br>　1日効果が持続する。就寝前服用で翌日の夜まで効果が持続する。<br>エバスチン配合。医療用医薬品のエバステルのスイッチ成分。第2世代の抗ヒスタミン薬で抗アレルギー作用も有する。季節性のアレルギー症状に用いる場合には早めの時期からの服用が効果的<br>服用してはいけない人：(1) エバスチンに対するアレルギー症状の既往歴のある人、(2) 他のアレルギー用薬（皮膚疾患用薬、鼻炎用内服薬を含む）、抗ヒスタミン成分を含有する内服薬等（感冒薬、鎮咳去痰薬、乗り物酔い薬、催眠鎮静薬等）を使用している人、(3) 授乳中の人（乳汁移行があるため授乳しないこと）<br>⑧1日3回、毎食後服用<br>　メキタジン配合4mg/日。その他、プソイドエフェドリン塩酸塩、ベラドンナ総アルカロイド、無水カフェインを含有する複合処方<br>⑨水なしで服用できる<br>　アルガードクイックチュアブルは、メントール味で、メキタジン、フェニレフリン塩酸塩、ベラドンナ総アルカロイドなどを配合<br>　用法用量（大人15歳以上）は1回1錠を1日3回、かむか口中で溶かして服用する。服用間隔は4時間以上あける<br>【注意】<br>眠気が現れることがあるため車の運転を避ける<br>抗ヒスタミン薬の抗コリン作用により、眼圧上昇や排尿障害、口渇などの副作用が出る可能性がある<br>【効能効果】<br>①～⑧花粉、ハウスダスト（室内塵）などによる次のような鼻のアレルギー症状の緩和：くしゃみ、鼻水、鼻づまり<br>⑨急性鼻炎、アレルギー性鼻炎又は副鼻腔炎による次の諸症状の緩和：くしゃみ、鼻水、鼻づまり、なみだ目、頭重、のどの痛み |
| 〈内服薬〉<br>抗ヒスタミン成分<br>配合 | ①ベンザ鼻炎薬α〈1日2回タイプ〉<br>　（指定第2類医薬品）<br>エスタック鼻炎ソフトニスキャップ　など<br>　（第2類医薬品） | 【特徴】<br>①1日2～3回タイプ<br>大半の商品は抗ヒスタミン成分のクロルフェニラミンマレイン酸塩、抗コリン成分のベラドンナ総アルカロイド、交感神経興奮成分のプソイドエフェドリン塩酸塩を基本配合として、頭重解消のために無水カフェイン、のどの痛みの緩和に抗プラスミン成分のトラネキサム酸、抗炎症成分のグリチルリチン酸二カリウムなどが配合されている |

| 分類 | 主な商品名（例） | 特徴・注意・効能効果 |
|---|---|---|
| | ②ストナリニS など<br>（第2類医薬品）<br>新コンタック600プラス<br>など<br>（指定第2類医薬品）<br>③ストナリニ・サット<br>など<br>（第2類医薬品）<br>④タリオンAR など<br>（第2類医薬品） | ②持続性経口薬（1日1〜2回タイプ）<br>　ストナリニSは1日1〜2回服用。錠剤が胃液で溶解する外層と、腸で溶ける内核の二重構造になっていて、作用が長く続くよう製剤の工夫がされている<br>　新コンタック600プラスは1日2回服用で、即効性の粒（層）と徐放性の粒（層）をバランスよく配合し、長時間にわたって有効成分が徐々に放出されるよう製剤の工夫がされている<br>③ストナリニ・サットは、水なしで服用できるメントール味の口腔内崩壊錠。d-クロルフェニラミンマレイン酸塩、フェニレフリン塩酸塩、リゾチーム塩酸塩などを配合<br>　用法用量（大人15歳以上）は1回2錠を1日3回、かむか口中で溶かして服用する。服用間隔は4時間以上あける<br>④抗ヒスタミン作用と抗炎症作用をもつ。鼻づまりにも効果がある。1日2回<br>【注意】<br>抗ヒスタミン成分による眠気、抗コリン成分による口渇や発汗抑制、便秘、眼圧亢進、排尿障害、心悸亢進に注意<br>【効能効果】<br>①〜③急性鼻炎、アレルギー性鼻炎又は副鼻腔炎による次の諸症状の緩和：くしゃみ、鼻水、鼻づまり、なみだ目、頭重、のどの痛み（ベンザ鼻炎薬α〈1日2回タイプ〉、ストナリニSは副鼻腔炎に適応なし）<br>④花粉、ハウスダスト（室内塵）などによる次のような鼻のアレルギー症状の緩和：くしゃみ、鼻水、鼻づまり |
| 〈外用薬〉<br>抗アレルギー成分<br>配合 | ①ザジテンAL鼻炎スプレーα など<br>（第2類医薬品）<br>②エージーノーズアレルカットC, S, M、ロートアルガードST鼻炎スプレー など<br>（第2類医薬品）<br>③ヒストミン点鼻薬<br>（第2類医薬品） | 【特徴】<br>①第2世代の抗ヒスタミン薬で、抗アレルギー作用をもつケトチフェンフマル酸塩配合。医療用と同じ単味成分のスイッチOTC。使用回数は1日4回点鼻<br>②クロモグリク酸ナトリウム配合。医療用医薬品のインタール®のスイッチ成分だが、血管収縮成分のナファゾリン塩酸塩（医療用医薬品のプリビナ®のスイッチ成分）配合のため使用は1日3〜5回噴霧と制限がつく。化学伝達物質（ヒスタミン、ロイコトリエン）遊離抑制作用によりアレルギーの発症を防ぐ。クロモグリク酸ナトリウムの効果発現は遅く、約2週間連用で現れる。OTC薬は即効性を期待するため、抗ヒスタミン成分と交感神経興奮成分が配合されている<br>③抗アレルギー作用と抗ヒスタミン作用をもつ。クロルフェニラミンマレイン酸塩とナファゾリン塩酸塩を配合。血管収縮成分含有のため、過度の使用・連用使用により反跳性鼻閉を起こすので1日1〜5回点鼻を厳守する（連用する場合、中止して2週間以上あけてから使用） |

| 分類 | 主な商品名（例） | 特徴・注意・効能効果 |
|---|---|---|
| | | 【注意】<br>副作用の眠気のため、車の運転、機械の操作をしない<br>②使用にあたっては1日3～5回両鼻腔内に噴霧。3時間以上の間隔をおく<br>【効能効果】<br>花粉、ハウスダスト（室内塵）などによる次のような鼻のアレルギー症状の緩和：くしゃみ、鼻水、鼻づまり（②は頭重にも適応） |
| 〈外用薬〉<br>抗ヒスタミン成分配合 | ナザール「スプレー」、アルガード鼻炎クールスプレー a、パブロン点鼻　など<br>（第2類医薬品） | 【特徴】<br>使用回数は1日6回までが多い<br>通常の医薬品の配合は、交感神経興奮成分、大半は抗ヒスタミン成分が多く、それに殺菌成分（二次感染予防）、局所麻酔成分（鼻粘膜の痛み・かゆみを緩和する）が配合されている<br>【注意】<br>長期連用すると交感神経興奮成分の作用（血管収縮）による二次充血により鼻づまりが現れるおそれがある。副作用については、内服薬と同様<br>【効能効果】<br>急性鼻炎、アレルギー性鼻炎又は副鼻腔炎による次の諸症状の緩和：鼻づまり、鼻水、くしゃみ、頭重 |
| 〈外用薬〉<br>副腎皮質ホルモン配合 | ナザールα AR0.1％C〈季節性アレルギー専用〉、コンタック鼻炎スプレー〈季節性アレルギー専用〉、パブロン鼻炎アタックJL<br>（指定第2類医薬品） | 【特徴】<br>ベクロメタゾンプロピオン酸エステル配合。医療用医薬品のリノコート®のスイッチ成分。季節性アレルギー専用のステロイド点鼻薬で、効果発現に1～2日かかる<br>【注意】<br>通年性アレルギー性鼻炎の人は使用禁止（漫然と使用するのを防ぐため）<br>18歳未満、妊婦は使用しない<br>1年間に1ヶ月を超えて使用しない<br>1日2回（朝・夕）4噴霧。1日最大4回（8噴霧まで）<br>【効能効果】<br>花粉など季節性アレルギーによる症状の緩和：鼻づまり、鼻水（鼻汁過多）、くしゃみ |
| 〈外用薬〉<br>血管収縮成分配合 | ナシビンMスプレー<br>（第2類医薬品） | 【特徴】<br>オキシメタゾリン塩酸塩配合。医療用医薬品のナシビン®のスイッチ成分。鼻粘膜の血管を収縮させてうっ血を抑え、鼻の通りをよくする。鼻閉は数分で改善し、効果は6～8時間続く<br>【注意】<br>連続して1週間を超えて使用しない（連用により反跳性鼻閉。適用間隔は10～12時間以上おく。使用を中止した場合は2週間以上あける）<br>15歳未満は使用しない<br>【効能効果】<br>急性鼻炎、アレルギー性鼻炎又は副鼻腔炎による鼻づまり |

| 分類 | 主な商品名（例） | 特徴・注意・効能効果 |
|---|---|---|
| 〈外用薬〉<br>局所麻酔成分配合 | ベンザ鼻炎スプレー、<br>新ルル点鼻薬、<br>コルゲンコーワ鼻炎<br>ジェット　など<br>（第2類医薬品） | 【特徴】<br>局所麻酔成分のリドカイン配合。リドカインの作用により、かゆみなどの鼻の不快感を和らげる<br>【効能効果】<br>急性鼻炎、アレルギー性鼻炎又は副鼻腔炎による次の諸症状の緩和：鼻づまり、鼻水、くしゃみ、頭重 |
| 生薬成分配合薬 | ①アネトンアルメディ鼻<br>　炎錠　など<br>　（指定第2類医薬品）<br>②キッズバファリン鼻炎<br>　シロップS　など<br>　（指定第2類医薬品） | 【特徴】<br>①サイシン、ショウキョウ、シンイなど配合<br>②サイシン流エキス配合<br>サイシン、シンイはアレルギー用薬、鼻炎用薬に配合される<br>サイシン：鎮痛作用、鎮咳作用、利尿作用<br>ショウキョウ：健胃作用、発汗作用<br>シンイ：鎮静作用、鎮痛作用、抗炎症作用<br>【効能効果】<br>急性鼻炎、アレルギー性鼻炎又は副鼻腔炎による次の諸症状の緩和：くしゃみ、鼻水、鼻づまり、なみだ目、頭重、のどの痛み |
| 漢方薬 | ツムラ漢方小青竜湯エ<br>キス顆粒、<br>「クラシエ」漢方小青竜<br>湯エキス錠　など<br>（第2類医薬品） | 【特徴】<br>水っぽい鼻水・くしゃみに。体の虚弱な人、胃腸の弱い人には向かない<br>カンゾウ・マオウ含む<br>【効能効果】<br>体力中等度又はやや虚弱で、うすい水様の痰を伴う咳や鼻水が出るものの次の諸症：気管支炎、気管支喘息、鼻炎、アレルギー性鼻炎、むくみ、感冒、花粉症 |
| | 「クラシエ」漢方葛根湯<br>加川芎辛夷エキス錠<br>など<br>（第2類医薬品） | 【特徴】<br>鼻づまり、少し粘稠な鼻水、蓄膿症、慢性鼻炎に。体の虚弱な人、胃腸の弱い人には向かない<br>カンゾウ・マオウ含む<br>【効能効果】<br>比較的体力があるものの次の諸症：鼻づまり、蓄膿症（副鼻腔炎）、慢性鼻炎 |
| | 荊芥連翹湯エキス錠F<br>クラシエ　など<br>（第2類医薬品） | 【特徴】<br>鼻づまりが強く黄色い粘稠な鼻水、蓄膿症、慢性鼻炎に。胃腸の弱い人には向かない<br>カンゾウ含む<br>【効能効果】<br>体力中等度以上で、皮膚の色が浅黒く、ときに手足の裏に脂汗をかきやすく腹壁が緊張しているものの次の諸症：蓄膿症（副鼻腔炎）、慢性鼻炎、慢性扁桃炎、にきび |

（塚原　俊夫）

# 胃腸薬

## イメージマップ

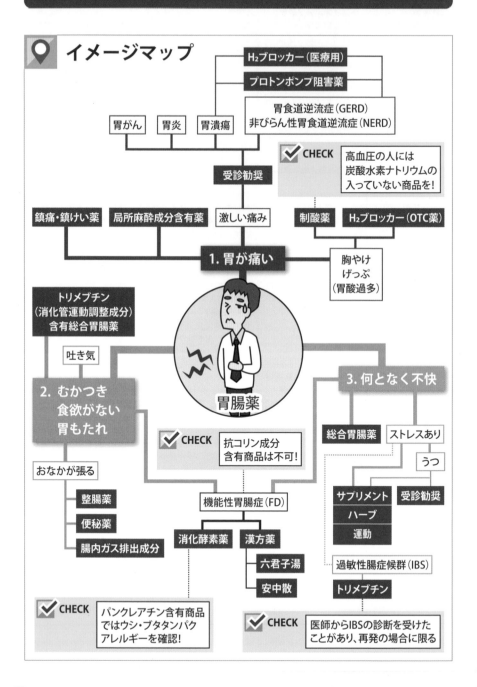

H₂ブロッカー（医療用）

プロトンポンプ阻害薬

胃食道逆流症（GERD）
非びらん性胃食道逆流症（NERD）

胃がん　胃炎　胃潰瘍

受診勧奨

✓ CHECK　高血圧の人には炭酸水素ナトリウムの入っていない商品を！

鎮痛・鎮けい薬　局所麻酔成分含有薬　激しい痛み　制酸薬　H₂ブロッカー（OTC薬）

**1. 胃が痛い**

胸やけ
げっぷ
（胃酸過多）

トリメブチン
（消化管運動調整成分）
含有総合胃腸薬

吐き気

胃腸薬

**2. むかつき
食欲がない
胃もたれ**

**3. 何となく不快**

おなかが張る

整腸薬

便秘薬

腸内ガス排出成分

✓ CHECK　抗コリン成分含有商品は不可！

総合胃腸薬　ストレスあり

うつ

機能性胃腸症（FD）

消化酵素薬　漢方薬

六君子湯

安中散

サプリメント
ハーブ
運動

受診勧奨

過敏性腸症候群（IBS）

トリメブチン

✓ CHECK　パンクレアチン含有商品ではウシ・ブタタンパクアレルギーを確認！

✓ CHECK　医師からIBSの診断を受けたことがあり、再発の場合に限る

解説

　胃腸の調子が悪い場合の主な症状には、胃が痛い、胸やけがする、胃がもたれる、胃がムカムカするなどがあります。

## 1. 胃が痛い

　痛みが激しいときには、胃潰瘍の可能性があるため、OTC薬を販売せず、受診勧奨を行います。また、便の色を聞いて、真っ黒い便（タール便）の場合には、胃や十二指腸から出血している可能性があるため、この場合も受診を勧めます。

　一時的な痛みには、局所麻酔成分を含んだ商品や、鎮痛・鎮けい成分を含んだ商品を選びます。

　胸やけがする、げっぷが多いという場合には、胃酸過多が考えられます。そのようなときにはH₂ブロッカーの胃腸薬がお勧めです。ただし、症状が長く続く場合には、医療機関の受診を勧めましょう。胃酸過多の症状が軽い場合には、制酸成分の入った商品でもよいでしょう。

## 2. むかつき、食欲がない、胃もたれ

　胃の動きが悪いと思われるこのような症状には、消化管運動調整成分であるトリメブチンが含まれている商品がよいでしょう。食後に消化不良症状がある場合には、消化酵素薬がよいでしょう。おなかが張るときには、腸内のガスを排出する成分の入った商品を選びます。胃ではなく腸に問題がある場合には整腸薬を勧め、便秘の場合は便秘薬で対処します。

## 3. 何となく不快

　症状がはっきりしないときには、総合胃腸薬を服用してみるとよいでしょう。また、漢方薬や生薬を含んだ商品を選ぶのもよいと思います。最近、機能性胃腸症（機能性ディスペプシア、FD）といって、胃の粘膜に潰瘍や炎症がないのに胃もたれなどの不快な症状が繰り返し起こる人が増えています。このような症状は、ストレスの影響があるものと思われます。

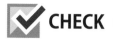 **CHECK**  ················································

- ●高血圧の人には炭酸水素ナトリウムの入っていない商品を！

　炭酸水素ナトリウム（重曹）と胃酸が反応すると塩化ナトリウム（食塩）ができるので、血圧の高い人や塩分制限のある人には不向きです。

- ●パンクレアチン含有商品ではウシ・ブタタンパクアレルギーを確認！

　パンクレアチンという消化酵素は、ウシやブタなどの膵臓から得られる成分のため、ウシ・ブタタンパクアレルギーの人は服用しないようにします（ヂアトミンG錠など）。

- ●抗コリン成分含有商品は不可！

　胃の動きが弱くなっている機能性胃腸症（FD）などの人には、抗コリン作用がある成分を含んでいる商品を服用するとさらに胃の動きが鈍くなるため、使用しないほうがよいでしょう。

##  販売前に確認

- ●痛み止めを飲んでいませんか？

　薬の副作用で胃の炎症が引き起こされている場合があります。痛み止めとして医師から処方されるNSAIDsやOTC薬のバファリン、イブなどでも人によっては胃の粘膜に負担がかかり、胃炎や胃潰瘍を引き起こすことがあります。また、リウマチや喘息などの治療に使われるステロイド薬によっても胃粘膜に負担がかかることがあります。

- ●前立腺肥大症（男性のみ）、又は緑内障ではありませんか？　付表 3-Ⓓ

　尿が出にくくなったり、眼圧が上昇する可能性のある薬があります。胃腸薬の中には抗コリン成分（ロートエキス、ブチルスコポラミン臭化物など）を含むものがあり、この抗コリン作用によって尿が出にくくなることがあります。そのため、前立腺肥大症の人は、さらに尿が出にくくなってしまう危険性があるので販売を避けます。また、抗コリン作用によって眼圧が上昇し、緑内障が悪化することがあるため、眼科の主治医に確認してから販売するようにしましょう。

● 車の運転はしますか？　お仕事は危険を伴いますか？（付表 2-①）

　ブスコパンA錠、コランチルA顆粒などは、視力の調節障害が起きて、事故の危険性が高まる可能性があります。眼の調節障害や眠気、めまいなどを起こすことがあるので、服用する場合には自動車の運転や、危険を伴う機械の操作に従事しないように注意します。

※その他にも胃炎に用いる薬には、特徴的な薬の相互作用が知られています。例えば、アルミニウムやマグネシウムを含有する制酸薬は、ある種の抗菌薬と併用すると吸収が悪くなることがあります（付表 4-Ⓐ）。

● 胃薬を長期間服用していませんか？

　基本的にOTC薬の胃腸薬は長期連用できません。症状が長引く場合は消化器内科などの医療機関への受診勧奨をしましょう。

 **生活の留意点**

● 胃炎の症状を抑えるために

**食事**：刺激のある飲食物を避け、消化のよい食事内容にしましょう。

**嗜好品**：タバコは胃粘膜をあらすのでなるべく禁煙しましょう。アルコールは胃粘膜を傷つけるので控えめにしましょう。

**ストレス解消**：ストレスは胃の血流を悪くし、胃酸の分泌も増やすので適度な運動をすることなどでうまくストレスを解消しましょう。

● 胃食道逆流症の症状（胸やけ・げっぷなど）を抑えるために

**食事**：胸やけを起こしやすい食べ物をなるべく避けるようにしましょう。酸味の強いもの（かんきつ類など）やサツマイモ、油っぽいもの（揚げ物）、甘いもの（あんこ、ケーキなど）、香辛料を控えめにしましょう。また、食後にチューインガムをかむと食道を唾液で洗い流す作用が期待できるというデータもあります。

**嗜好品**：タバコやアルコール、カフェインを含むコーヒーなどの飲料は症状を悪化させるので、なるべく控えましょう。

**肥満**：肥満は腹圧の上昇につながるため、気をつけましょう。

**おなかの圧迫**：ベルトなどでおなかを圧迫しすぎないように、また、前かがみの姿勢を避け、食後もすぐに横にならないようにしましょう。

**寝るとき**：上半身を少し高くして眠るようにすると胃酸の逆流を防ぐことができます。

**主な商品・特徴**

| 分類 | 主な商品名（例） | 特徴・注意・効能効果 |
|---|---|---|
| H₂ブロッカー（H₂受容体拮抗薬） | ガスター10、イノセアワンブロック、アシノンZ など（第1類医薬品） | 【特徴】<br>胃粘膜細胞のヒスタミンH₂受容体に拮抗して働き、胃酸の分泌を抑制する<br>【注意】<br>15歳未満及び80歳以上は服用しない<br>3日間服用しても症状の改善が見られない場合は医師又は薬剤師に相談<br>2週間（イノセアワンブロックは1週間）を超えて連続服用しない<br>【効能効果】<br>胃痛、胸やけ、もたれ、むかつき |
| 制酸薬（胃酸中和薬） | スイマグ・エース、炭酸水素ナトリウム（重曹）など（第3類医薬品） | 【特徴】<br>即効性を期待して急性期に短期間用いられる<br>【効能効果】<br>胃痛、胃部不快感、胃もたれ、飲み過ぎ、胸つかえ、胸やけ、胃酸過多、胃重、げっぷ、吐き気（むかつき、二日酔・悪酔のむかつき）、嘔吐など |
| 粘膜修復成分（⊕制酸薬） | サクロン錠、アバロン、イノセアバランス、スクラート胃腸薬 など（第2類医薬品） | 【特徴】<br>胃粘膜血流増加作用、粘液分泌の増加作用などにより胃粘膜の防御機能を高める<br>【効能効果】<br>胃痛、胃部不快感、胃もたれ、飲み過ぎ、胸つかえ、胸やけ、胃酸過多、胃重、げっぷ、吐き気（むかつき、二日酔・悪酔のむかつき）、嘔吐など |
| 胃腸鎮痛鎮けい薬 | ①ブスコパンA錠、コランチルA顆粒 など（第2類医薬品）<br>②サクロンQ など（第2類医薬品） | 【特徴】<br>①アセチルコリン受容体に作用して消化管運動を抑制し、胃酸分泌も抑制する<br>②局所麻酔成分が胃粘膜に直接作用する<br>【注意】<br>5～6回服用しても症状がよくならない場合は服用を中止し、医師・薬剤師又は登録販売者に相談<br>【効能効果】<br>胃痛、腹痛、さしこみ、胃酸過多、胸やけなど |
| 消化酵素薬 | ニッスイガロール など（第3類医薬品）<br>新タカヂア錠 など（指定医薬部外品） | 【特徴】<br>デンプン・タンパク質消化作用を有する<br>【効能効果】<br>消化促進、消化不良、食欲不振（食欲減退）、食べ過ぎ、胃もたれ、胸つかえ 消化不良による胃部・腹部膨満感など |
| 総合（複合）胃腸薬 | ①第一三共胃腸薬〔錠剤〕、パンシロンG、 | 【特徴】<br>制酸薬、健胃薬、消化酵素薬、整腸薬を2つ以上含有する |

78

| 分類 | 主な商品名（例） | 特徴・注意・効能効果 |
|---|---|---|
| | 太田胃散、<br>キャベジンコーワα<br>など<br>（第2類医薬品）<br>②ザ・ガードコーワ整腸<br>錠α³⁺（消化管内ガス<br>駆除成分含有）<br>（第3類医薬品） | 【注意】<br>②納豆菌を含有しているので、抗凝血薬のワルファリン<br>を服用している人は併用しない<br>【効能効果】<br>①胃もたれ、食べ過ぎ、飲み過ぎ、胸つかえ、食欲不振、<br>胃痛、胸やけ、胃酸過多、胃重、げっぷ、消化不良、<br>消化促進、胃弱、胃部・腹部膨満感、吐き気（むか<br>つき、二日酔・悪酔のむかつき、悪心）、嘔吐など<br>②整腸、軟便、便秘、胃部・腹部膨満感、消化不良、<br>もたれ、胃弱、食欲不振、食べ過ぎ、飲み過ぎ、<br>吐き気、嘔吐、胸やけ、胸つかえ、胃部不快感、胃重、<br>胃酸過多、げっぷ、胃痛 |
| 総合（複合）胃腸薬<br>⊕消化管運動改善薬<br>（トリメブチン）含有 | タナベ胃腸薬〈調律〉<br>（第2類医薬品） | 【特徴】<br>消化管運動調整作用あり<br>【効能効果】<br>胃もたれ、胃重、胃部膨満感、吐き気（胃のむかつき、<br>二日酔・悪酔のむかつき）、胃部不快感、食べ過ぎ、<br>飲み過ぎ、消化促進、消化不良による胃部・腹部膨<br>満感、食欲不振、胃弱、消化不良、胸つかえ、胃痛、<br>胸やけ、胃酸過多、げっぷ（おくび）、嘔吐など |
| 健胃薬 | ソルマックEX2、<br>セルベール、<br>恵命我神散S　など<br>（第2類医薬品） | 【特徴】<br>生薬成分を主体<br>【効能効果】<br>胃もたれ、食べ過ぎ、飲み過ぎ、胸つかえ、胸やけ、<br>消化不良、吐き気、食欲不振、嘔吐など |
| 漢方薬 | ①ツムラ漢方安中散料<br>エキス顆粒、<br>タケダ漢方胃腸薬A<br>など<br>（第2類医薬品）<br>②ツムラ漢方六君子湯<br>エキス顆粒　など<br>（第2類医薬品） | 【特徴】<br>カンゾウ含む<br>【注意】<br>漢方薬は通常、食前又は食間に服用する<br>【効能効果】<br>①体力中等度以下で、腹部は力がなくて、胃痛又は<br>腹痛があって、ときに胸やけや、げっぷ、胃もたれ、<br>食欲不振、吐き気、嘔吐などを伴うものの次の諸症：<br>神経性胃炎、慢性胃炎、胃腸虚弱<br>②体力中等度以下で、胃腸が弱く、食欲がなく、みぞ<br>おちがつかえ、疲れやすく、貧血性で手足が冷え<br>やすいものの次の諸症：胃炎、胃腸虚弱、胃下垂、<br>消化不良、食欲不振、胃痛、嘔吐 |
| 過敏性腸症候群(IBS)<br>の再発症状改善薬<br>（トリメブチン） | セレキノンS<br>（第2類医薬品） | 【特徴】<br>腸の動きを正常化する作用があり、下痢型、便秘型、混<br>合型などのいずれの病型のIBSに対しても効果を発揮する<br>【効能効果】<br>過敏性腸症候群の次の諸症状の緩和：腹痛又は腹部<br>不快感を伴い、繰り返し又は交互に現れる下痢及び<br>便秘（以前に医師の診断・治療を受けた人に限る） |

（鹿村 恵明）

# 整腸・止瀉薬

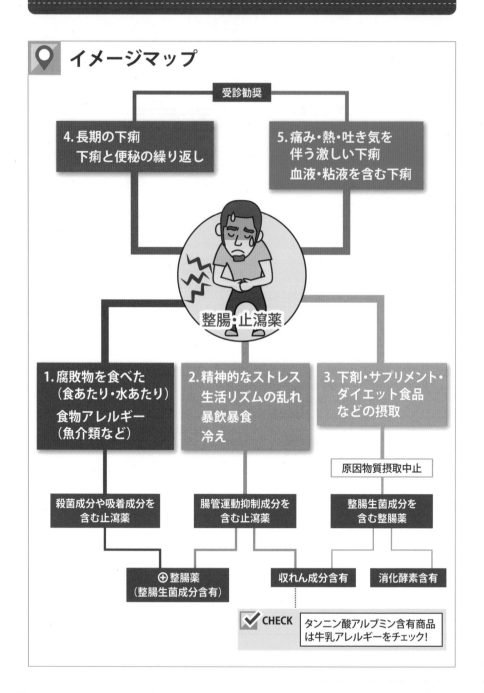

**イメージマップ**

受診勧奨

**4.長期の下痢**
　下痢と便秘の繰り返し

**5.痛み・熱・吐き気を**
　伴う激しい下痢
　血液・粘液を含む下痢

整腸・止瀉薬

**1.腐敗物を食べた**
　（食あたり・水あたり）
　食物アレルギー
　（魚介類など）

**2.精神的なストレス**
　生活リズムの乱れ
　暴飲暴食
　冷え

**3.下剤・サプリメント・**
　ダイエット食品
　などの摂取

原因物質摂取中止

殺菌成分や吸着成分を
含む止瀉薬

腸管運動抑制成分を
含む止瀉薬

整腸生菌成分を
含む整腸薬

⊕ 整腸薬
（整腸生菌成分含有）

収れん成分含有

消化酵素含有

✓CHECK　タンニン酸アルブミン含有商品
　　　　　は牛乳アレルギーをチェック！

80

## 解説

　下痢は消化管内の有害物質を体外に排出させる生体防御反応であり、原因がはっきりしないうちに薬によってむやみに抑えると生命にかかわる事態を招く危険性があります。下痢は、症状を示す期間により、一般的に急性下痢（持続期間が3週間以内）と慢性下痢（3週間以上）に分けられます。また、発生機序により、分泌性下痢、浸透圧性下痢、腸管運動異常による下痢に分けられます。まずOTC薬によるセルフメディケーションが可能な症例かどうかを判別するために、顧客からの聞き取りにより下痢の原因を探し、OTC薬で対処が可能な場合、適切な薬を選択します。

## 1. 腐敗物を食べた（食あたり・水あたり）、食物アレルギー（魚介類など）

　一般的に分泌性下痢に分類されており、絶食しても下痢は続きます。この場合、殺菌成分や吸着成分を配合する止瀉薬を服用します。症状に応じて、整腸生菌成分を含む整腸薬を併用します。細菌性の下痢と診断された人が周りにいるなど、重症化するおそれがある場合は、症状が軽くても医療機関の受診を勧めましょう。

## 2. 精神的なストレス、生活リズムの乱れ、暴飲暴食、冷え

　一般的に運動亢進性下痢に分類されており、腹痛を伴うことが多くなります。副交感神経が緊張状態となり、腸の運動機能が亢進することによって起こります。そのため、腸管運動抑制成分を配合する止瀉薬を服用します。症状に応じて、整腸生菌成分を含む整腸薬を併用したり、収れん成分が含有されている商品を選びます。

## 3. 下剤・サプリメント・ダイエット食品などの摂取

　一般的に浸透圧性下痢に分類されており、消化管内の吸収障害によって起こります。まず、原因となる物質の摂取を中止し、整腸生菌成分を配合する薬を服用します。症状に応じて、収れん成分や消化酵素が含有されている商品を選びます。

## 4. 長期の下痢、下痢と便秘の繰り返し

　慢性下痢や、下痢と便秘の繰り返しの症状が続いている場合は、大腸がんや潰

瘍性大腸炎、クローン病、糖尿病、膵炎、肝炎などの疑いがあるため、医療機関の受診を勧めましょう。

## 5. 痛み・熱・吐き気を伴う激しい下痢、血液・粘液を含む下痢

　急性下痢は、感染性の下痢と非感染性の下痢に分けられます。感染性の下痢で最も多いのがウイルス性（ノロウイルス、ロタウイルス、アデノウイルスなどによる）の下痢であり、次に多いのが細菌性（病原性大腸菌O-157、サルモネラ菌、赤痢菌などによる）の下痢です。痛みや熱、吐き気を伴っていたり、便中に血液や粘液を含む場合は、感染性の下痢が疑われます。すぐに医療機関の受診を勧めましょう。

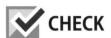 **CHECK**

● タンニン酸アルブミン含有商品は牛乳アレルギーをチェック！

　牛乳にアレルギー反応を起こす体質の人が収れん成分の1種であるタンニン酸アルブミンを含む薬を服用すると、アレルギー反応を起こし、場合によってはショック状態に至ることがあるので、そのような人には他の商品を選択するようにしましょう。

 **販売前に確認**

● 前立腺肥大症（男性のみ）、又は緑内障ではありませんか？ （付表3-Ⓓ）

　下痢の薬の中には抗コリン成分を含むものがあり、この抗コリン作用によって尿が出にくくなることがあります。そのため、前立腺肥大の人は、さらに尿が出にくくなってしまう危険性があるので販売を避けます。また、抗コリン作用によって眼内圧が上昇し、緑内障が悪化することがあるため、眼科の主治医に確認してから販売するようにしましょう。

● 腎臓病ではありませんか？

　慢性腎不全のため透析療法を受けている人は、スメクタテスミンなどのアルミニウム含有製剤を服用することにより、アルミニウム脳症やアルミニウム骨症になる危険性があるので、服用を避けなければなりません（付表2-Ⓚ）。

● 他に飲んでいる薬はありませんか？

　抗悪性腫瘍薬など、副作用として下痢を起こす薬があります。また、下痢止めの薬と

一緒に服用してはならない薬もあります。

　例えば、タンニン酸アルブミンを含有する商品とロペラミド塩酸塩を含有する商品を併用すると、タンニン酸アルブミンがロペラミド塩酸塩を吸着するため、ロペラミド塩酸塩の効果が減弱するおそれがあります。この場合、2つの薬がともに止瀉薬なので注意し、服用間隔をあけるなどの対応が必要です。また、タンニン酸アルブミンを含有する商品と経口鉄剤を併用すると、鉄とタンニン酸が不溶性の塩を形成するため、相互に作用が減弱することがあります。

　併用薬がある場合は、その薬との相互作用や副作用を調べ、問題がないことを確認したうえでOTC薬を選択しましょう。

 ## 生活の留意点

● 下痢の際の食事と日常生活

**食事**：下痢が激しいときは、湯ざましやスポーツ飲料など、水分を十分にとりましょう。食事は、重湯や野菜スープの他、酸味の少ない果汁などの流動食をとります。下痢が回復してきたら、良質のタンパク質を十分にとり、ビタミン・ミネラルも不足しないように注意しましょう（例：粥、軟らかい米飯、パン、うどん、脂肪の少ない肉や魚、卵類、豆腐、納豆、ヨーグルト、チーズ、軟らかく煮た野菜など）。

**日常生活**：腸の運動を静めるために、安静にしましょう。症状が長期にわたるときには、激しい運動や仕事、ストレスの原因となることは避けましょう。また、体を冷やさないようにしましょう。

 ## 主な商品・特徴

| 分類 | 主な商品名（例） | 特徴・注意・効能効果 |
|---|---|---|
| 止瀉薬<br>（殺菌成分を含む製剤） | 新ワカ末プラスA錠、エクトール　など<br>（第2類医薬品） | 【特徴】<br>腸内の殺菌・抗菌作用を有する<br>エクトールは腸管運動抑制成分も配合<br>【注意】<br>5～6日間服用しても症状の改善が見られない場合は医師又は薬剤師に相談<br>【効能効果】<br>下痢、消化不良による下痢、食あたり、はき下し、水あたり、くだり腹、軟便（エクトールは腹痛を伴う下痢にも適応） |

| 分類 | 主な商品名（例） | 特徴・注意・効能効果 |
|------|------------------|----------------------|
| 止瀉薬<br>（吸着成分を含む<br>製剤） | スメクタテスミン<br>など<br>（第2類医薬品） | 【特徴】<br>腸管内で下痢の原因物質を物理的に吸着する<br>【注意】<br>5～6日間服用しても症状の改善が見られない場合は<br>医師又は薬剤師に相談<br>慢性腎不全のため透析療法を受けている人は、アルミニ<br>ウム脳症やアルミニウム骨症になる危険性があるので禁忌<br>【効能効果】<br>下痢、消化不良による下痢、食あたり、はき下し、<br>水あたり、くだり腹、軟便 |
| 止瀉薬<br>（腸管運動抑制成<br>分を含む製剤） | ①トメダインコーワフィルム、<br>　ロペラマックサット<br>　など<br>　（指定第2類医薬品）<br>②エクトール、<br>　新タントーゼA、<br>　セイドーA　など<br>　（第2類医薬品） | 【特徴】<br>①ロペラミド塩酸塩配合<br>②ロートエキス配合。他に、殺菌成分や収れん成分な<br>　ども配合<br>腸管蠕動抑制作用、腸管分泌抑制作用、水分吸収促進<br>作用により下痢を止める。②は腹痛も抑える<br>【注意】<br>①2～3日間服用しても症状の改善が見られない場合<br>　は医師又は薬剤師に相談<br>②5～6日間服用しても症状の改善が見られない場合<br>　は医師又は薬剤師に相談<br>【効能効果】<br>①食べすぎ・飲みすぎによる下痢、寝冷えによる下痢<br>②下痢、腹痛を伴う下痢、消化不良による下痢、食あ<br>　たり、はき下し、水あたり、くだり腹、軟便 |
| 整腸薬<br>（整腸生菌成分を<br>含む製剤） | 太田胃散整腸薬、<br>パンラクミンプラス、<br>ビオフェルミンVC　など<br>（第3類医薬品）<br>新ビオフェルミンS錠、<br>ヤクルトBL整腸薬、<br>わかもと整腸薬　など<br>（指定医薬部外品） | 【特徴】<br>腸内菌叢のバランスを整えることにより、下痢、便秘、<br>腹部膨満などの症状を改善する<br>太田胃散整腸薬は消化酵素及び生薬、パンラクミン<br>プラスは制酸薬、ビオフェルミンVCはビタミンも配合<br>【効能効果】<br>整腸、軟便、便秘、腹部膨満感 |
| 漢方薬 | ツムラ漢方五苓散料エ<br>キス顆粒　など<br>（第2類医薬品） | 【注意】<br>食前又は食間に服用する<br>1ヶ月位（急性胃腸炎の場合5～6回、水様性下痢・<br>暑気あたりの場合5～6日間）服用しても症状の改善が<br>見られない場合は医師又は薬剤師に相談<br>【効能効果】<br>体力にかかわらず使用でき、のどが渇いて尿量が少ない<br>もので、めまい、吐き気、嘔吐、腹痛、頭痛、むくみ<br>などのいずれかを伴う次の諸症：水様性下痢、急性胃<br>腸炎（しぶり腹のものには使用しないこと）、暑気あたり、<br>頭痛、むくみ、二日酔 |

（花島　邦彦）

# OTC薬の情報検索

OTC薬の医薬品添付文書は外箱の中に入っており、外箱に書かれている情報だけでは販売する際に「相談すること」などを確認することはできません。そのため、販売者は前もって、店頭で販売している製品の添付文書情報をファイリングしておく必要があります。添付文書情報は以下から入手できます。

●一般用医薬品・要指導医薬品の添付文書情報（医薬品医療機器総合機構）
http://www.pmda.go.jp/PmdaSearch/otcSearch/

販売名、剤形、成分名、適応症、使用上の注意の他、添加物名やリスク区分からもOTC薬の情報が検索できる医薬品販売者向けのサイトです。

薬効や副作用以外にも、「使用上の注意」で検索すると、特定疾患のある人が使用できない製品を調べることができます。また、特定の添加物にアレルギーをもつ人のためには、「添加物」で検索するとよいでしょう。例えば、2020年12月現在収録されていた9,184件中、保存料のソルビン酸を含む製品は13件、牛乳由来のタンパク質であるカゼインを含む製品は4件、ラテックスを含む製品は6件ヒットしました。

●おくすり検索（日本OTC医薬品協会）
http://search.jsm-db.info/main2.php

日本OTC医薬品協会のホームページ（http://www.jsmi.jp/）からも「おくすり検索」にアクセスすることができます。

製品名や症状などからOTC薬の情報が検索できます。添付文書の記載内容が中心ですが、製品の写真や包装単位、メーカー希望小売価格を閲覧できるという特徴があります。このサイトが提供する情報は、「セルフメディケーション・データベースセンター」が運用するデータベース登録情報に基づいています。生活者向けのサイトといえます。

（下平　秀夫）

●おくすり検索（日本OTC医薬品協会）

# 便秘薬

## イメージマップ

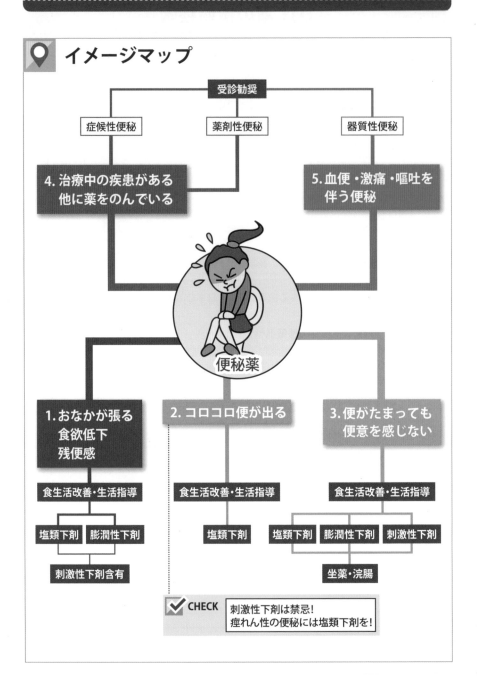

受診勧奨

症候性便秘　　薬剤性便秘　　器質性便秘

**4. 治療中の疾患がある 他に薬をのんでいる**

**5. 血便・激痛・嘔吐を 伴う便秘**

便秘薬

**1. おなかが張る 食欲低下 残便感**

**2. コロコロ便が出る**

**3. 便がたまっても 便意を感じない**

食生活改善・生活指導

食生活改善・生活指導

食生活改善・生活指導

塩類下剤　膨潤性下剤

塩類下剤

塩類下剤　膨潤性下剤　刺激性下剤

刺激性下剤含有

坐薬・浣腸

☑ CHECK
刺激性下剤は禁忌!
痙れん性の便秘には塩類下剤を!

## 解説

便秘とは一般的に3日以上便通がない症状をさし、大きく機能性便秘、器質性便秘、症候性便秘（全身性疾患による便秘）、薬剤性便秘に分類されます。さらに機能性便秘は、急性の一過性単純性便秘と慢性の弛緩性便秘、痙れん性便秘、直腸性便秘に分けられます。通常OTC薬によるセルフメディケーションが可能な便秘は、機能性便秘のみであり、医療機関を受診しなければならない他の便秘との鑑別をする必要があります。

### 1. おなかが張る、食欲低下、残便感

普段正常な便通がある人が急に便秘になり、おなかの張りを訴えている場合、一過性単純性便秘の可能性が高いと考えられます。慢性的に便秘の状態で、おなかの張りや食欲低下、残便感などがある場合、弛緩性の便秘が考えられます。腹筋の弱い女性や高齢者に多く、運動不足やダイエットによる食事量の不足などが原因で腸全体の動きが悪くなって起こります。まず、食生活の改善や水分摂取、生活指導が必要です。そのうえでOTC薬によるセルフメディケーションを勧めましょう。塩類下剤や膨潤性下剤を選択し、症状により刺激性下剤を含有した商品を選びます。

### 2. コロコロ便が出る

ウサギの糞のようなコロコロ便が出る場合、痙れん性の便秘が考えられます。排便後に軟便や泥状便となり、便秘と下痢を繰り返したり、食後の下腹部痛や残便感を伴うこともあります。精神的なストレスや環境の変化などに起因します。まず、食生活の改善や水分摂取、生活指導（ストレス解消）が必要です。そのうえでOTC薬によるセルフメディケーションを勧めましょう。塩類下剤を選択し、刺激性下剤は避けましょう。

### 3. 便がたまっても便意を感じない

排便を我慢しすぎることにより、直腸が鈍感になり便秘をきたすもので、直腸性便秘といわれています。まず食生活の改善や水分摂取、生活指導が必要です。そのうえでOTC薬によるセルフメディケーションを勧めましょう。塩類下剤や膨潤性下剤、刺激性下剤を選択し、症状により坐薬や浣腸を使用します。

## 4. 治療中の疾患がある、他に薬を飲んでいる

　症候性便秘や薬剤性便秘の可能性があります。全身性の疾患（甲状腺機能低下症、糖尿病、パーキンソン病、電解質異常など）による便秘や、医薬品（モルヒネ、コデイン、抗コリン薬、制酸薬など）が原因の便秘は、原疾患の治療と便秘の治療を並行して行わなければならないので、OTC薬を選択せず医療機関の受診を勧めましょう。

## 5. 血便・激痛・嘔吐を伴う便秘

　器質性便秘の可能性があります。腸管の狭窄や閉塞による便秘の可能性が高く、イレウス（腸閉塞）や潰瘍性大腸炎、大腸がんなどの疑いがあるので、早急に医療機関の受診を勧めましょう。器質性便秘では、腸管穿孔を誘発する危険性があるので、下剤の投与は禁忌です。

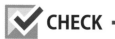 CHECK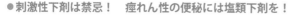

●刺激性下剤は禁忌！　痙れん性の便秘には塩類下剤を！

　痙れん性便秘には刺激性下剤は使用できません。塩類下剤、膨潤性下剤、浸潤性下剤を選択することになりますが、膨潤性下剤や浸潤性下剤のOTC薬の中には、センノシドやダイオウ、ビサコジルといった刺激性下剤が配合されています。そのため、痙れん性の便秘には、刺激性下剤が含まれていない塩類下剤の商品を選択しましょう。

●酸化マグネシウム含有製剤は、高マグネシウム血症に注意!!

　2015年10月20日、医薬品医療機器総合機構（PMDA）は、便秘薬や胃腸薬などに含まれる酸化マグネシウムが原因と考えられる高マグネシウム血症による死亡事例があったことを発表しました。

　高マグネシウム血症は、悪心や嘔吐、口渇、血圧低下、徐脈、皮膚潮紅、筋力低下、傾眠などが主な症状ですが、重症化すると呼吸抑制、意識障害、不整脈、心停止などを引き起こすことがあります。

　腎機能に異常がある人や高齢者に酸化マグネシウムを含む医薬品を販売する際には、「必要最小限の服用にとどめる」ことや、高マグネシウム血症の初期症状である「吐き気や傾眠などの症状が出た場合は服用を中止して医療機関を受診する」よう情報提供することが必要です。

## 📋 販売前に確認

● 妊娠していますか？　妊娠の可能性はありますか？

　女性は男性に比べ便秘になりやすいのですが、さらに妊娠中は生理学的に便秘になる傾向が高くなります。しかし、基本的に妊婦に対して便秘薬の販売は避けなければなりません。子宮に過度の刺激を与え、流産や早産を誘発することがあるからです。妊娠初期においても注意が必要なので、妊娠の可能性がある場合は気をつけましょう。

　妊娠中の便秘に対しては、膨潤性下剤が使用できるなどの見解もありますが、まず食生活の改善や水分摂取、生活指導を行い、便秘薬は医師と相談のうえで使用すべきです。

● 高血圧、心臓病、腎臓病ではありませんか？

　カンゾウに含まれるグリチルリチン酸などを大量に服用すると、ナトリウム貯留やカリウム排泄が起こり、浮腫や高血圧、四肢麻痺、低カリウム血症などの症状が現れ、高血圧、心臓病、腎臓病を悪化させるおそれがあります。

　また、塩類下剤に含まれているマグネシウム塩類や、硫酸ナトリウムを服用すると、腎障害による排泄の遅れから血中マグネシウムやナトリウム濃度が上昇し、腎臓病や心疾患を悪化させることがあります。

● 他に飲んでいる薬はありませんか？

　この項のはじめに記載したように、疾患や薬が原因で便秘になる場合がありますが、便秘薬と一緒に服用してはならない薬もあります。

　マグネシウム塩類を含む下剤とテトラサイクリン系抗生物質あるいはニューキノロン系抗菌薬、ビスホスホネート系骨代謝改善薬などを併用すると、マグネシウムとキレートを形成し、これらの薬の吸収が低下し、効果が減弱することがあるので、同時に服用せず、2時間以上服用間隔をあけるようにしましょう（ 付表 4-Ⓐ ）。この他にも、マグネシウム塩類を含む下剤といっしょに服用することにより、相互作用を起こす薬が多数あります（セフジニル、アジスロマイシン、ジギタリス製剤、ポリカルボフィルカルシウム、活性型ビタミン$D_3$製剤、ミソプロストールなど）。

　併用薬がある人へマグネシウム塩類を含む下剤を販売する場合は、必ず併用薬の成分を調べ、併用に問題がないことを確認したうえで販売する必要があります。

**生活の留意点**

● 便秘を予防・解消するために

**食事：**繊維質の多いもの（1日6〜10g）をとるようにしましょう（例：野菜類、果物、こんにゃく、カンテン、海藻など）。また、1日3回、ゆっくりと時間をかけて食事をとりましょう（特に朝食を抜かないように）。暴飲暴食など腸に刺激や負担をかける食生活を改めましょう。

**日常生活：**規則正しい生活を心がけ、規則的な排便の習慣をつけましょう。便意をもよおしたときには我慢をしないでトイレに行くことが大切です。また、ストレスをためないよう心がけましょう。

**運動：**適度な運動、腹部マッサージなどを行いましょう。特に弛緩性便秘の場合には、腹筋運動が効果的です。

 **主な商品・特徴**

| 分類 | 主な商品名（例） | 特徴・注意・効能効果 |
|---|---|---|
| 塩類下剤 | 酸化マグネシウムE便秘薬、スラーリア便秘薬、ミルマグ内服液　など（第3類医薬品） | 【特徴】<br>浸透圧により水分が腸内に移行し、便を軟化させるとともに、腸管内容量を増加させることにより、腸管蠕動運動を亢進させる<br>【注意】<br>1週間位服用しても症状の改善が見られない場合は医師又は薬剤師に相談<br>【効能効果】<br>便秘、便秘に伴う次の症状の緩和：頭重、のぼせ、肌あれ、吹出物、食欲不振、腹部膨満、腸内異常発酵、痔 |

# part 2

| 分類 | 主な商品名（例） | 特徴・注意・効能効果 |
|---|---|---|
| 膨潤性下剤 | 新ウィズワン、コーラックファイバー、サトラックス、スルーラックファイバーなど（指定第2類医薬品） | 【特徴】腸管内で水分を吸収して膨潤し、便を軟化させるとともに、腸管内容量を増加させることにより、腸管蠕動運動を亢進させる<br>刺激性下剤も含有<br>【注意】1週間位服用しても症状の改善が見られない場合は医師又は薬剤師に相談<br>【効能効果】便秘、便秘に伴う次の症状の緩和：頭重、のぼせ、肌あれ、吹出物、食欲不振、腹部膨満、腸内異常発酵、痔 |
| 浸潤性下剤 | スルーラックプラスなど（指定第2類医薬品）オイルデル、コーラックⅡなど（第2類医薬品） | 【特徴】界面活性作用により、便の表面張力を低下させることにより便を軟化させる<br>刺激性下剤も含有<br>【注意】1週間位服用しても症状の改善が見られない場合は医師又は薬剤師に相談<br>【効能効果】便秘、便秘に伴う次の症状の緩和：頭重、のぼせ、肌あれ、吹出物、食欲不振、腹部膨満、腸内異常発酵、痔 |
| 刺激性下剤 | 新サラリン、スルーラックS、新ドクソウガンGなど（指定第2類医薬品）ビオフェルミン便秘薬など（第2類医薬品） | 【特徴】大腸を刺激して、腸の蠕動運動を亢進させる<br>新ドクソウガンGは生薬成分、ビオフェルミン便秘薬は整腸生菌成分も配合<br>【注意】1週間位（新ドクソウガンGは5〜6日）服用しても症状の改善が見られない場合は医師又は薬剤師に相談<br>【効能効果】便秘、便秘に伴う次の症状の緩和：頭重、のぼせ、肌あれ、吹出物、食欲不振、腹部膨満、腸内異常発酵、痔 |

| 分類 | 主な商品名（例） | 特徴・注意・効能効果 |
|---|---|---|
| 坐薬 | コーラック坐薬タイプ、新レシカルボン坐剤S（第3類医薬品） | 【特徴】<br>炭酸ガスにより大腸を刺激し、排便を促す<br>【注意】<br>下痢、残便感が現れた場合、2〜3回使用しても排便がない場合は医師又は薬剤師に相談<br>【効能効果】<br>便秘 |
| 浣腸薬 | ①イチジク浣腸、ケンエー・浣腸　など（第2類医薬品）<br>②ミニカS　など（第2類医薬品） | 【特徴】<br>①腸管の壁面を滑りやすくするとともに、腸管を刺激して排便を促す<br>②便中の水分を引き出し、便の表面を軟化させるとともに、腸管を刺激して排便を促す<br>【注意】<br>2〜3回使用しても排便がない場合は医師又は薬剤師に相談<br>【効能効果】<br>便秘 |
| 漢方薬 | ①コッコアポEX錠、ナイシトールGa　など（第2類医薬品）<br>②タケダ漢方便秘薬　など（第2類医薬品） | 【特徴】<br>①防風通聖散料乾燥エキス配合<br>　カンゾウ・マオウ含む<br>②大黄甘草湯エキス散配合<br>　カンゾウ含む<br>【注意】<br>①食前又は食間に服用する<br>　1ヶ月位（便秘の場合1週間位）服用しても症状の改善が見られない場合は医師又は薬剤師に相談<br>②1日1回、就寝前に服用する<br>　5〜6日間服用しても症状の改善が見られない場合は医師又は薬剤師に相談<br>【効能効果】<br>①体力充実して、腹部に皮下脂肪が多く、便秘がちなものの次の諸症：高血圧や肥満に伴う動悸・肩こり・のぼせ・むくみ・便秘、蓄膿症（副鼻腔炎）、湿疹・皮膚炎、吹出物（にきび）、肥満症<br>②便秘、便秘に伴う腹部膨満・吹出物（にきび）・腸内異常醗酵・痔・頭重・のぼせ・湿疹・皮膚炎・食欲不振（食欲減退）などの症状の緩和（体力にかかわらず使用できる） |

（花島　邦彦）

便秘薬

# OTC薬パッケージへの表示

　リスク分類は、直接の容器又は直接の被包にリスク区分ごとに表示し、枠で囲みます。なお、指定第2類医薬品については「2」の文字を枠で囲む（○や□などで）ことになっています。

　記載する文字の大きさは、原則として8ポイント以上とし、販売名が記載されているすべての面に明示します。

　また、医薬品副作用被害救済制度についてもOTC薬の外箱に表示することに

なっています。

　医薬品副作用被害救済制度とは、医薬品（OTC薬を含む）を適正に使用したにもかかわらず、副作用により入院治療が必要な程度の疾病や障害などの健康被害を受けた人の救済を図るため、医療費、医療手当、障害年金などの給付を行う制度です。

（鹿村 恵明）

● 図1　OTC薬のリスク分類表示

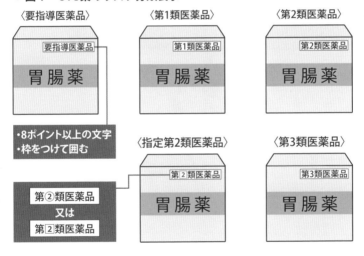

〈要指導医薬品〉

要指導医薬品

胃腸薬

・8ポイント以上の文字
・枠をつけて囲む

第②類医薬品
又は
第2類医薬品

〈第1類医薬品〉

第1類医薬品

胃腸薬

〈指定第2類医薬品〉

第2類医薬品

胃腸薬

〈第2類医薬品〉

第2類医薬品

胃腸薬

〈第3類医薬品〉

第3類医薬品

胃腸薬

● 図2　医薬品副作用被害救済制度の表示例

副作用被害救済制度のお問合わせ先
（独）医薬品医療機器総合機構
🖥 https://www.pmda.go.jp
📠 0120-149-931

# 痔用薬

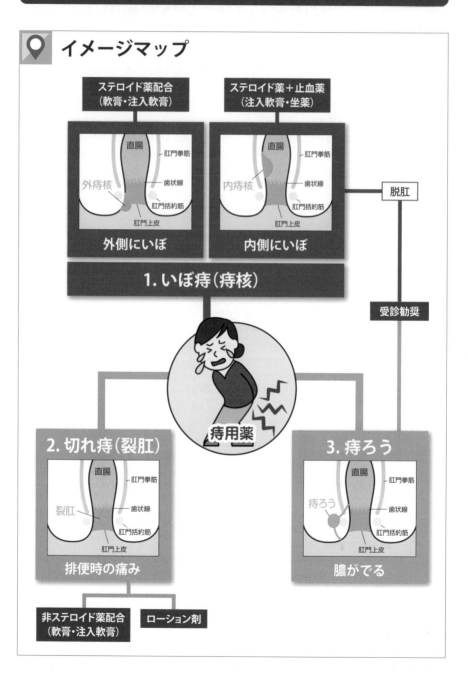

## イメージマップ

ステロイド薬配合
（軟膏・注入軟膏）

ステロイド薬＋止血薬
（注入軟膏・坐薬）

直腸
肛門拳筋
外痔核
歯状線
肛門括約筋
肛門上皮

**外側にいぼ**

直腸
肛門拳筋
内痔核
歯状線
肛門括約筋
肛門上皮

**内側にいぼ**

脱肛

### 1. いぼ痔（痔核）

受診勧奨

**痔用薬**

### 2. 切れ痔（裂肛）

直腸
肛門拳筋
裂肛
歯状線
肛門括約筋
肛門上皮

**排便時の痛み**

非ステロイド薬配合
（軟膏・注入軟膏）

ローション剤

### 3. 痔ろう

直腸
肛門拳筋
痔ろう
歯状線
肛門括約筋
肛門上皮

**膿がでる**

## 💡 解説

　痔には大きく分けて、いぼ痔（痔核）、切れ痔（裂肛）、痔ろうの3つのタイプがあります。痔用薬には、抗炎症薬（ステロイド薬あるいは非ステロイド薬）、局所麻酔薬、鎮痒薬、止血薬などの多くの成分が配合されています。そのため商品による差はほとんどありません。よく使われる剤形も軟膏や注入軟膏、坐薬など種類も少ないため、その選択にあたってはステロイド薬が入っているのか、剤形が痔のタイプにあっているのかがポイントになります。

　ごく初期の症状であるときには、ステロイドの入っていないものを選びます。腫れや痛みが強いときや急に悪化したときには、ステロイドの入っているものが有効です。また、再発しやすい人の予防を目的として緩下・整腸作用のある生薬を含む内服薬が使われることもあります。

## 1. いぼ痔（痔核）

　痔のタイプの中で、最も多いのがいぼ痔（痔核）です。痔核は、肛門の中や外の一部がいぼ状に膨らんで大きくなるタイプです。内痔核は肛門の内側に痔核ができたもので、痛みはほとんどありませんが、出血（鮮血）しやすい特徴があります。そのため、ステロイドと止血薬の入った注入軟膏や坐薬を選びましょう。痔核が外側に飛び出すこと（脱肛）もあり、その場合は軟膏が適していますが、ひどい脱肛の場合には手術が必要になるため、専門医の受診を勧めます。

　外痔核は、肛門の外側に痔核ができたもので、強い腫れや痛みがあります。出血はほとんどありません。ステロイドの入った軟膏や注入軟膏を選びましょう。内側にも自覚症状があるときには坐薬を選んでもよいでしょう。

## 2. 切れ痔（裂肛）

　切れ痔（裂肛）は、排便などのときに肛門が切れたり裂けたりするタイプです。排便時に強い痛みがあり、しばらく続くこともあります。出血は少ないのが特徴です。固い便で粘膜が傷つき起こりますが、下痢が続いているときにも起こりやすいことを覚えておきましょう。ステロイドは使わず、非ステロイドの軟膏や注入軟膏を選びます。肛門周辺に軽い症状がある場合には、ローション剤も有効です。

## 3. 痔ろう

　痔ろうは、細菌感染から膿の管ができ、肛門の周辺に管の出口ができるタイプです。肛門の周囲に膿がたまり、強い腫れや痛みを伴うのが特徴です。また、ときには発熱することもあります。

　OTC薬の痔用薬は、痔核や裂肛によって起こる腫れや痛み、出血を抑えることを目的としています。痔ろうはOTC薬では対応できないので、痔ろうが疑われる場合には必ず専門医の受診を勧めましょう。

 **販売前に確認**

● **どこが痛みますか？　いつ痛みますか？　出血はありますか？**

　質問の答えをヒントに薬を選びます。なかなか聞きにくいとは思いますが、薬を選択するうえで重要なことです。痔というだけでは適切な薬が選択できません。トイレのときに痛むようであれば裂肛の可能性がありますし、肛門の外側のいぼが痛いのであれば外痔核と判断できます。痔のときは、出血も起こります。出血している場合には、鮮血であれば内痔核であることの判断ができます。しかし、黒っぽい出血の場合には消化器系疾患の可能性があるため、専門医の受診を勧めましょう。

● **膿は出ていませんか？**

　肛門の周囲に膿が出ている場合には、痔ろうを疑います。痔ろうはOTC薬では対応できません。この場合にステロイドを含む痔用薬を使うと、ステロイドの免疫抑制作用のため痔ろうをより悪化させます。膿が認められる場合には必ず専門医の受診を勧めましょう。

 **生活の留意点**

● **痔を予防するために**

**食事**：野菜や海藻類など食物繊維を含んでいるものを積極的にとり、バランスのよい食事を心がけましょう。食物繊維は腸で水分を吸収し、便を軟らかくして排便をスムーズにします。水分補給も同時に心がけましょう。また、香辛料などの刺激物はできるだけ控えめにしましょう。

**入浴**：毎日、入浴することで肛門周囲を清潔に保ち、血行をよくしましょう。

**運動**：適度な運動により血行がよくなります。また、腸の動きもよくなり、便通をスムーズにする効果もあります。

**トイレ**：トイレの時間はなるべく短めにしましょう。長くても3分が目安です。トイレの時間が長く、何度もいきむと肛門に大きな負担をかけることになります。

**姿勢**：仕事などで長時間同じ姿勢をとらないよう心がけましょう。休憩時間を利用してストレッチをしたり、歩いたりして、うっ血を防ぎましょう。

**嗜好品**：タバコやアルコールなどの嗜好品も控えめにしましょう。

 ## 主な商品・特徴

| 分類 | 主な商品名（例） | 特徴・注意・効能効果 |
|---|---|---|
| 軟膏 | 〔ステロイド配合〕<br>プリザS軟膏、<br>新エフレチンK軟膏　など<br>（指定第2類医薬品） | 【特徴】<br>刺激が少なく傷ついた患部を保護する働きがあり、肛門外側の外痔核や裂肛などに適している<br>【注意】<br>患部に直接塗布、あるいはガーゼなどに伸ばして患部に貼付する<br>【効能効果】<br>いぼ痔・切れ痔の痛み・かゆみの緩和<br>ステロイド含有商品は腫れ・出血にも効果がある |
| | 〔非ステロイド配合〕<br>ボラギノールM軟膏　など<br>（第2類医薬品） | |
| 注入軟膏 | 〔ステロイド配合〕<br>プリザエース注入軟膏T、<br>ボラギノールA注入軟膏、<br>メンソレータムリシーナ注入軟膏A<br>など<br>（指定第2類医薬品） | 【特徴】<br>肛門の外と内側に使えるため外痔核と内痔核に加えて、裂肛にも使用できる<br>【注意】<br>肛門内部に使用する際には、肛門入口に軟膏を少し塗って挿入しやすくしてからチューブを挿入し、入りきったところで全量を出す<br>【効能効果】<br>いぼ痔・切れ痔の痛み・かゆみ・腫れ・出血の緩和<br>（プリザエース注入軟膏T、メンソレータムリシーナ注入軟膏Aは、塗布時は消毒の効果もある） |
| | 〔非ステロイド配合〕<br>ヂナンコーソフト<br>（第2類医薬品） | |

| 分類 | 主な商品名（例） | 特徴・注意・効能効果 |
|---|---|---|
| 坐薬 | 〔静止型坐剤、ステロイド配合〕<br>プリザエース坐剤T、<br>メンソレータムリシーナ坐剤A<br>など<br>（指定第2類医薬品） | 【特徴】<br>坐薬には、痛みや出血を抑える働きに加えて、排便をスムーズにして粘膜を保護する働きもある<br>素早く溶けるタイプ（通常）と粘膜に付着して静止するタイプ（静止型）がある |
| | 〔通常坐剤、ステロイド配合〕<br>ボラギノールA坐剤　など<br>（指定第2類医薬品） | 【注意】<br>肛門を清潔にして、肛門から2〜3cm奥まできちんと入れ込む<br>30℃以上で溶けだすものもあるため、保管には注意する |
| | 〔通常坐剤、非ステロイド配合〕<br>ボラギノールM坐剤　など<br>（第2類医薬品） | 【効能効果】<br>いぼ痔・切れ痔の痛み・かゆみの緩和<br>ステロイド含有商品は腫れ・出血にも効果がある |
| ローション剤 | 〔非ステロイド配合〕<br>レーバンGローション　など<br>（第2類医薬品） | 【特徴】<br>軟膏のべとつきや細菌感染の防止、肛門部を清潔にできる<br>【効能効果】<br>切れ痔・いぼ痔の痛み・かゆみ・腫れ・出血の緩和及び消毒<br>肛門部・外陰部のそう痒症・肛門周囲炎にも効果がある |
| 内服薬 | ①内服ボラギノールEP　など<br>（第2類医薬品）<br>②ツムラ漢方乙字湯エキス顆粒<br>など<br>（第2類医薬品） | 【特徴】<br>生薬を中心にしている内服薬で体質改善を目的に使用し、抗炎症作用や血行促進作用が期待できる<br>【注意】<br>服用は1ヶ月を目安にする<br>【効能効果】<br>①いぼ痔、切れ痔、痔出血の緩和<br>②体力中等度以上で、大便が固く、便秘傾向のあるものの次の諸症：痔核（いぼ痔）、切れ痔、便秘、軽度の脱肛 |

（出石　啓治）

# ハーブの効用

　「最近ちょっと疲れ気味だなあ」「イライラすることが多くて、よく寝られない」

　こんな症状を訴えて来局・来店してくる方もいるのではないでしょうか？　症状を確認して、適切な医薬品を提供することも必要ですが、医薬品に頼る前に、昔から使われているハーブを勧めてみるのはいかがでしょうか？

　「生薬」は何の抵抗もなく使用しますが、ハーブについては医薬品ではない、何となくあやしいなどを理由に使用を敬遠していませんか？

　「セルフメディケーション＝医薬品を使用」と考える方が多いと思いますが、生活改善という言葉をキーワードとして、サポートするのも1つの方法です。サポートする方法として「ハーブ」を勧めることにチャレンジしてはいかがでしょうか？

　ハーブにはさまざまな働きがありますが、医薬品ではないので、何に効く、病気が治るという表現は使用できません。しかし、これまで長い間経験的に薬用・食用とさまざまな用途で使用されてきており、具体的な使用目的も知られています。

　漢方に詳しい方なら知っているウイキョウは、西洋名をフェンネルといい、古代エジプトやローマでも栽培されていた記録があります。フェンネルは、甘い香りと苦みをもち、香辛料、ハーブとして食用や薬用、化粧品用として用いられてきた歴史があります。

　ハーブは、1回摂取したからといって、確実に使用目的が達成できるわけではなく、何回か継続して摂取しているうちに、体調が改善してくることになります。直接的な効果を期待して利用するのではなく、ハーブのもつ色、香り、味を楽しみながら生活に取り入れるようにしましょう。

　ハーブそのものがもっている歴史を学び、生活に取り入れていくことによって、過度なストレスにさらされ、時間に追われている現代人でも「癒しの時間」をつくりだすことができるはずです。ちょっとした隙間時間を使って、ハーブを楽しみましょう。

（伊集院　一成）

● フェンネル

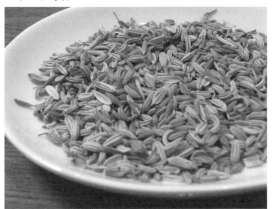

# 泌尿器用薬

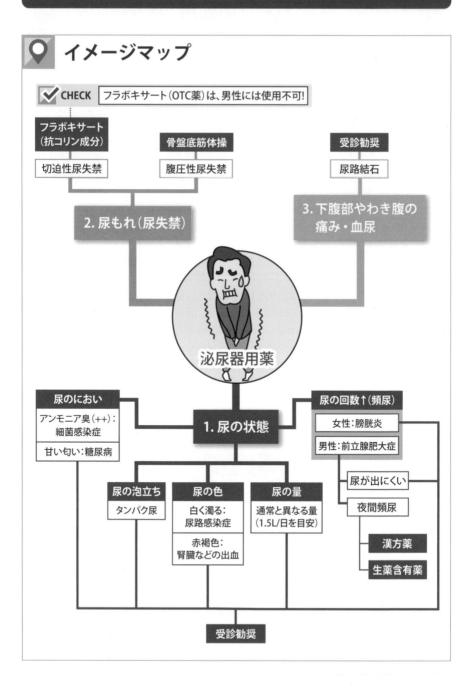

**CHECK** フラボキサート（OTC薬）は、男性には使用不可!

フラボキサート
（抗コリン成分）

骨盤底筋体操

受診勧奨

切迫性尿失禁

腹圧性尿失禁

尿路結石

2. 尿もれ（尿失禁）

3. 下腹部やわき腹の
痛み・血尿

泌尿器用薬

尿のにおい

アンモニア臭（++）：
細菌感染症

甘い匂い：糖尿病

1. 尿の状態

尿の回数↑（頻尿）

女性：膀胱炎

男性：前立腺肥大症

尿が出にくい

夜間頻尿

漢方薬

生薬含有薬

尿の泡立ち

タンパク尿

尿の色

白く濁る：
尿路感染症

赤褐色：
腎臓などの出血

尿の量

通常と異なる量
（1.5L/日を目安）

受診勧奨

# 解説

一般に泌尿器の状態は、尿の状態（回数や量、色など）からある程度は判断ができます。

## 1. 尿の状態

●尿の回数

　尿の回数が多い（頻尿）ときには、男性では前立腺肥大症など、女性では膀胱炎などが考えられます。前立腺肥大症は排尿困難のイメージがありますが、初期症状としては頻尿があり、夜間にトイレに行く回数が増えます。この場合には漢方薬や生薬成分が配合されたOTC薬で対応できます。尿が出にくくなれば受診を勧めます。一方、女性に多い膀胱炎は、頻尿に加えて尿の濁り、排尿時の痛みや残尿感などを伴います。このような場合には受診を勧めましょう。

●尿の量

　尿の量は1日で約1.5Lですが、それより多くても少なくても膀胱や腎臓の異常が考えられます。尿量が通常よりも増えたり、減ったりしている人には、受診を勧めましょう。

●尿の色

　普通は透明で淡い黄色の尿ですが、体力の消耗などでも変化するため、多くは心配いりません。しかし、尿が濁っている場合には注意が必要です。発熱があり尿が白く濁っている場合には尿路感染症が疑われるため、受診が必要です。赤褐色の尿は、腎臓などの尿の通り道に出血がある場合に起こります。この場合にも受診を勧めます。

●尿の泡立ち

　多少は泡立つことはありますが、なかなか消えにくい場合にはタンパク尿の可能性があります。腎臓の異常によってタンパク質が尿にもれ出すことで起こるため受診が必要です。同時に血尿がある場合には腎炎が疑われます。

●尿のにおい

　普通は、わずかにアンモニア臭がします。そのにおいが強くなれば細菌感染を疑います。また、甘いにおいがする場合には糖尿病の可能性があります。いずれにしても専門医の受診を勧めます。

## 2. 尿もれ（尿失禁）

　尿失禁は、何らかの原因で本人の意思とは関係なく尿がもれてしまう病気です。大きく分けると切迫性尿失禁と腹圧性尿失禁があり、切迫性尿失禁には抗コリン薬が有効です。

## 3. 下腹部やわき腹の痛み・血尿

　下腹部やわき腹に強い痛みがあり、血尿を伴う場合は尿路結石を疑います。尿路結石の治療には、医療機関の受診が必要です。

## 販売前に確認

● **どんなときに尿がもれますか？**

　尿失禁には、切迫性尿失禁と腹圧性尿失禁があります。薬による治療が有効なのは切迫性尿失禁の場合で、抗コリン薬を使用します。答えにくいかもしれませんが、いつ・どのようなときに尿失禁が起こるのかをたずねてみましょう。尿意があって、トイレに間に合わずに尿をもらすときなどが切迫性尿失禁です。せきやくしゃみ、重いものをもったときなどの尿失禁は腹圧性尿失禁です。

● **かぜ薬や胃腸薬を飲んでいませんか？**

　総合感冒薬や胃腸薬には、尿を出しにくくする成分が含まれていることがあります。特に、抗コリン薬や抗ヒスタミン薬は尿閉を起こしやすいため、前立腺肥大症などがある場合には注意が必要です。

● **緑内障ではありませんか？**

　フラボキサート塩酸塩は抗コリン作用をもつ薬です。この抗コリン作用によって緑内障が悪化することがあります。そのため、緑内障がある場合には、眼科の主治医に緑内障のタイプを確認して抗コリン薬が使用できる場合にのみ販売するようにしましょう。

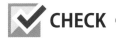 **CHECK** ●●●●●●●●●●●●●●●●●●●●●●●●●●●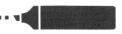

- ●フラボキサート（OTC薬）は、男性には使用不可！

前立腺肥大症による諸症状の可能性がある場合に、抗コリン薬を服用すると、かえって症状を悪化させ尿が出にくくなるおそれがあります。

 ## 生活の留意点

●頻尿の症状を抑えるために

**食事**：一般的に頻尿などの症状に便秘はよくないといわれているので、野菜など食物繊維を多く含む食事を心がけましょう。また、刺激の強い食品、コーヒーには利尿作用があるので控えましょう。

**水分**：一時的にたくさんの水分を摂取することは避けましょう。また、夜間頻尿のある場合には、夕方からの水分補給も控えめにしましょう。

**嗜好品**：お酒には利尿作用があり、また男性の場合には前立腺を膨張させるので、できるだけ控えましょう。

**トイレ**：尿意があれば、すぐにトイレに行きましょう。我慢は禁物です。

**入浴**：入浴をすることで血行をよくして、下肢の冷えを防ぎましょう。

●尿失禁の症状を抑えるために

**運動**：適度な運動を心がけましょう。腹圧性尿失禁には体操（骨盤底筋体操）が効果的です。

●尿路結石を防ぐために

**水分**：水分の摂取量を多くしましょう。

主な商品・特徴

| 分類 | 主な商品名（例） | 特徴・注意・効能効果 |
|---|---|---|
| 抗コリン薬 | レディガードコーワ<br>（指定第2類医薬品） | 【特徴】<br>切迫性尿失禁に使われる<br>【注意】<br>男性は服用不可<br>心臓病、肝臓病、緑内障には注意する<br>【効能効果】<br>女性における頻尿、残尿感 |
| 漢方薬 | ①ツムラ漢方八味地黄<br>丸料エキス顆粒A<br>など<br>（第2類医薬品）<br>②ツムラ漢方猪苓湯エ<br>キス顆粒A　など<br>（第2類医薬品） | 【特徴】<br>前立腺肥大症の初期に使う<br>前立腺の炎症を抑えたり、むくみ（浮腫）をとったりして、<br>周辺症状の軽減に役立つ<br>【注意】<br>服用は1ヶ月を目安にする<br>【効能効果】<br>①体力中等度以下で、疲れやすくて、四肢が冷え<br>やすく、尿量減少又は多尿で、ときに口渇があるも<br>のの次の諸症：下肢痛、腰痛、しびれ、高齢者の<br>かすみ目、かゆみ、排尿困難、残尿感、夜間尿、<br>頻尿、むくみ、高血圧に伴う随伴症状の改善（肩こり、<br>頭痛、耳鳴り）、軽い尿もれ<br>②体力にかかわらず使用でき、排尿異常があり、<br>ときに口が渇くものの次の諸症：排尿困難、排尿痛、<br>残尿感、頻尿、むくみ |
| 生薬製剤 | ①ハルンケア内服液、<br>ハルンケア顆粒<br>など<br>（指定第2類医薬品）<br>②ユリナールa（顆粒）、<br>ユリナールb（錠剤）<br>（第2類医薬品） | 【特徴】<br>生薬成分を主体とする薬<br>【注意】<br>他の漢方薬との併用に注意する<br>【効能効果】<br>①体力の低下、下半身の衰え、手足の冷えを伴う次<br>の症状の緩和：軽い尿もれ、頻尿、残尿感、尿が<br>出渋る<br>②体力中等度以下で、胃腸が弱く、全身倦怠感があり、<br>口や舌が乾き、尿が出渋るものの次の諸症：頻尿、<br>残尿感、排尿痛、排尿困難、尿のにごり、こしけ<br>（おりもの） |

（出石　啓治）

# アロマの効用

リフレッシュしたいときや、気持ちを切り替えたいときに、香りは重要な役割を果たしてくれます。一般的に、香りの種類によって、アロマはさまざまなシチュエーションで使われていますが、実際に香りをかいでみて、香りの違いや自分自身に合った香りを見つけて楽しみましょう。

アロマで使用されるエッセンシャルオイル（精油）は、合成されたものではなく、100％天然由来の成分であり、工業的に大量生産ができないため、非常に高価なものとなってしまいます。特にエコサート※などの認証を受けた製品は高額となります。

自分で心地よい、好みの香りと思える

精油を選ぶことが大切です。周りの人がよい香りと思っていても、自分にとっては、別の精油のほうが合っていると感じた場合には、自信をもって選ぶことが大切です。実際に精油を使用する本人が好きな香りでなければ、精油のもつ効果を期待することができません。まずは自分の好きな1本を選ぶことからはじめてみましょう。

香りを楽しむためには、皿に水を入れ精油を数滴垂らしてキャンドルで温める方法や、ディフューザーを利用して広い範囲に香りを広める方法があります。器具がなくても手軽に楽しむには、ハンカチに数滴垂らし適宜香りをかいだり、カップにお湯を入れ、その中に数滴のオイルを滴下したりする方法があります。どこででも自分の好きなときに、お気に入りの香りに包まれた空間をつくりだすことができるのもアロマの魅力です。

毎朝、出社し、さあこれから仕事をするぞ！　という気分のときには、試しにかんきつ系のエッセンシャルオイルを使用してみましょう。ハンカチに1滴垂らしてもいいですし、ティッシュに垂らしてもOKです。

すぐに爽やかな香りが広がり、気分一新、仕事を開始することができます。

● **香りを楽しむツール**

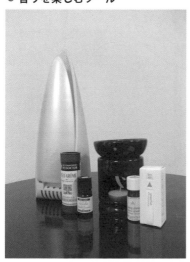

※**エコサート**：フランスに本拠を置く国際有機認定機関であり、オーガニック認証団体。

（伊集院 一成）

# 点眼薬

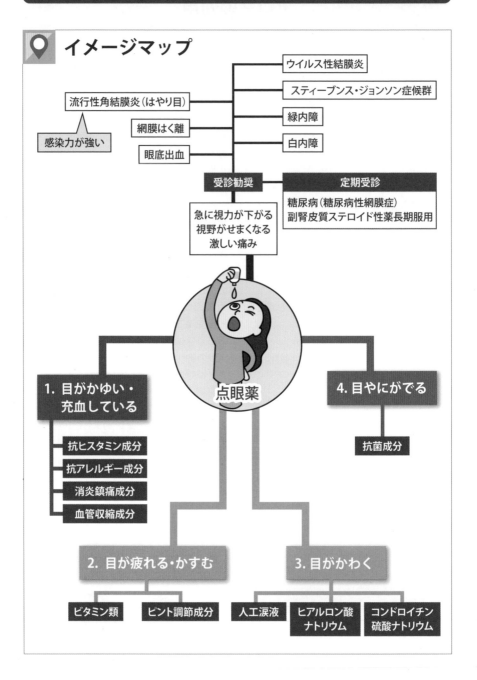

イメージマップ

ウイルス性結膜炎

スティーブンス・ジョンソン症候群

流行性角結膜炎(はやり目)

緑内障

網膜はく離

白内障

眼底出血

感染力が強い

受診勧奨

定期受診

急に視力が下がる
視野がせまくなる
激しい痛み

糖尿病(糖尿病性網膜症)
副腎皮質ステロイド性薬長期服用

点眼薬

1. 目がかゆい・
充血している

抗ヒスタミン成分
抗アレルギー成分
消炎鎮痛成分
血管収縮成分

4. 目やにがでる

抗菌成分

2. 目が疲れる・かすむ

ビタミン類　　ピント調節成分

3. 目がかわく

人工涙液　　ヒアルロン酸
ナトリウム　　コンドロイチン
硫酸ナトリウム

💡 **解説**

　目の異常が認められる場合の主な症状には、目のかゆみや充血、疲れ、かすみ、かわきの他、目やになどがあります。

## 1. 目がかゆい・充血している

　アレルギー反応を生じさせる異物（アレルゲン）は、花粉やダニ、ハウスダスト、動物の毛、コンタクトレンズなどたくさんあります。花粉症の場合、例えばスギ花粉は2〜4月に、ブタクサは8〜10月に起こります。アレルギー性結膜炎ではかゆみが強く、結膜の充血やごろごろ感、目やになどが見られます。また、角膜（黒眼）に軽い傷ができることもあります。花粉症などアレルギー性結膜炎の症状があれば抗アレルギー成分を含む点眼薬を使うと予防効果も期待できます。

　抗ヒスタミン成分は、アレルギーを引き起こすヒスタミンが知覚神経受容体に結合するのをブロックしてかゆみや炎症を抑えます。抗アレルギー成分は、ヒスタミンなどの炎症の原因物質を抑え、かゆみや炎症を予防します。消炎鎮痛成分は異物感や充血などに用います。ナファゾリン塩酸塩やテトラヒドロゾリン塩酸塩などの血管収縮成分は、血管を収縮させることで充血を抑えますが、過度に使用するとかえって充血を招くことがあります。

## 2. 目が疲れる・かすむ

　パソコンや、紫外線などの光線による疲れ目にはビタミン類、目のかすみにはピント調節機能を改善するネオスチグミンメチル硫酸塩などを用います。

## 3. 目がかわく

　ドライアイは、目の表面が乾燥し、傷ついたり、障害を起こしやすかったりする状態です。パソコンの長時間使用の他、空調などの室内環境、ストレス、コンタクトレンズの装着などが原因となります。人工涙液や、角膜保護・保湿成分のコンドロイチン硫酸ナトリウムやヒアルロン酸ナトリウム（2020年9月に医療用からスイッチ）を配合した商品を勧めます。

## 4. 目やにがでる

　細菌やウイルスに感染して炎症を起こすと、白血球などの作用で目やにができ

ます。結膜炎やものもらい（麦粒腫）には、スルファメトキサゾールを含む抗菌性点眼薬を使います。サルファ剤過敏症の人はアレルギー症状に注意します。ものもらいは体質的に起こりやすいところがありますが、過労や睡眠不足が原因となるので、十分な休息をとるようにします。

 ## 販売前に確認

### ●急に視力が下がったり、視野が狭くなったりしていませんか？

　急に視力が下がった、急に視野が狭くなった、目がとても痛いなどの症状がある場合には眼科の受診が必要です。糖尿病の人、ステロイド薬を長期に服用している人は定期的に受診しましょう。目が痛いときには、ℓ-メントールやカンフル、硫酸亜鉛水和物などの刺激性のある成分を含有する薬は避けます。

### ●抗コリン薬を飲んでいませんか？（付表3-Ⓓ）

　抗コリン薬を使用すると目の瞳孔括約筋が緩んで瞳が開くのでまぶしさを強く感じます。また、涙の排出通路が狭くなるため眼圧が上昇します。このように抗コリン薬の服用が原因で目の異常を認めることがあります。

### ●卵白アレルギーはありますか？（付表2-Ⓐ）

　卵白アレルギーの人はアレルギー症状を引き起こすことがあるため、リゾチーム塩酸塩含有の点眼薬は使用できません。

### ●糖尿病ではありませんか？

　糖尿病では、定期的に眼科を受診して網膜症の出現を早期に発見して対処することが重要です。また、血糖コントロールが不良な場合、ぼやけて見えたり、物が二重に見えることもあります。

 ## 生活の留意点

### ●点眼薬の使用の基本

**正しい使い方**：手をよく洗ったあと、上を向いて指で下まぶたを下げ、まぶたの裏側にしずくを落とします。薬液が全身に回らないように、点眼後は目頭を押さえましょう。

**汚染対策**：容器の先がまぶたやまつ毛に触れると、目やにや雑菌で薬液が汚れるため、注意しましょう。他の人との共有は避け、使用期限内であっても、一度開封したら2

週間以内に使い切るか、破棄します。

**使用回数：**頻回の点眼は副作用を増すだけで効果を上げることにはならないため、決められた使用回数は守りましょう。

**コンタクトレンズ使用者：**目の調子が悪いときは、コンタクトレンズをはずして眼鏡を用いるのが基本です。人工涙液タイプを除き、ソフトコンタクトレンズを装着したままでは点眼薬を使用できません。人工涙液でも使用できないものがあるため、説明書をよく確認しましょう。

**受診勧奨：**使用後5〜6日で症状が改善しない場合は受診を勧めましょう（抗菌薬は3〜4日、人工涙液は2週間を目安とします）。

●アレルギー対策

**花粉：**テレビや新聞、インターネットなどの花粉情報を利用し、晴れた風のある日はなるべく外出を控えましょう。外出時にはマスクや眼鏡を使用し、帰宅後はすぐに洗顔やうがいを行います。

**ダニ、ハウスダストなど：**ダニやハウスダスト、ペットの毛などを取り除くために、掃除をこまめに行いましょう。寝具はよく日に干し、浮き出たダニなどを掃除機で吸い取ります。ダニが好む高温多湿にならないよう、こまめに換気を行うことも効果的です。

●疲れ目・かすみ目には

**休息：**目が疲れたと感じたら、まず目を休ませることが大切です。パソコンなどの連続作業を行う場合、1時間につき10分程度の休憩を取り入れるとよいでしょう。目の疲れをほぐすストレッチなども有効です。

●ドライアイを予防するために

**室内環境：**部屋が乾燥しているとドライアイになりやすいため、加湿器などを利用して湿度を保ちましょう。

**まばたき：**パソコンなどを使用する際は、画面を集中して見るため、まばたきの回数が減ります。意識的にまばたきをして、目の乾燥を防ぎましょう。

●結膜炎・ものもらいを予防するために

**結膜炎：**ウイルスや細菌が付着した手で目をさわり感染することが多いため、手を洗うことが重要です。汚れた手で目をこすらない習慣をつけましょう。プールで泳ぐときは水中メガネを使用することも効果的です。

**ものもらい：**原因の多くは細菌感染です。汚れた手で目をこすらないようにし、目の周りを清潔に保つように心がけましょう。コンタクトレンズは正しくケアをし、アイメイクはしっかり落としましょう。

**主な商品・特徴**

| 分類 | 主な商品名（例） | 特徴・注意・効能効果 |
|---|---|---|
| 抗アレルギー薬 | ①ロートアルガードクリニカルショット（第2類医薬品）<br>②ノアールPガード点眼液（第2類医薬品）<br>③アイフリーコーワAL（第2類医薬品）<br>④ザジテンAL点眼薬 など（第2類医薬品）<br>⑤アイジー AL、ノアールアレジークールSH、エージーアイズアレルカットC など（第2類医薬品） | 【特徴】<br>①トラニラスト配合。医療用医薬品のリザベン®のスイッチ成分<br>②ペミロラストカリウム配合。医療用医薬品のアレギサール®、ペミラストン®のスイッチ成分<br>③アシタザノラスト配合。医療用医薬品のゼペリン®のスイッチ成分<br>④ケトチフェンフマル酸塩配合。医療用医薬品のザジテン®のスイッチ成分<br>⑤クロモグリク酸ナトリウム配合。医療用医薬品のインタール®のスイッチ成分<br>【効能効果】<br>花粉、ハウスダストなどによる次のような目のアレルギー症状の緩和：目の充血、目のかゆみ、目のかすみ、なみだ目、異物感 |
| 抗ヒスタミン薬 | ロートアルガード など（第2類医薬品） | 【特徴】<br>クロルフェニラミンマレイン酸塩配合（かなり多くの製品に含まれている）<br>【効能効果】<br>目のかゆみ、結膜充血、眼瞼炎、目のかすみ、眼病予防、紫外線その他の光線による眼炎、目の疲れ、ハードコンタクトレンズ装着時の不快感 |
| 消炎鎮痛薬 | ①ノアールAZ など（第2類医薬品）<br>②ロートクリア、アイリスガードP、マイティアアイテクト など（第2類医薬品） | 【特徴】<br>炎症や傷によるゴロつき、チクチクに<br>①アズレンスルホン酸ナトリウム配合<br>②プラノプロフェン配合。医療用医薬品のニフラン®のスイッチ成分<br>【効能効果】<br>①目の疲れ、結膜充血、目のかすみ、目のかゆみ、眼瞼炎、紫外線その他の光線による眼炎、眼病予防、ハードコンタクトレンズ装着時の不快感<br>②異物感、目のかゆみ、結膜充血、なみだ目、目やにの多いときの目のかすみ |
| 血管収縮薬 | ①スマイルA など（第2類医薬品）<br>②ロートリセb など（第2類医薬品） | 【特徴】<br>拡張した血管を収縮させることで充血をとる<br>①ナファゾリン塩酸塩配合<br>②テトラヒドロゾリン塩酸塩配合<br>【注意】<br>過度の使用はかえって炎症を引き起こす<br>【効能効果】<br>目の疲れ、目のかすみ、目のかゆみ、結膜充血、眼病予防、紫外線その他の光線による眼炎、眼瞼炎、ハードコンタクトレンズ装着時の不快感 |

| 分類 | 主な商品名（例） | 特徴・注意・効能効果 |
|---|---|---|
| ビタミン類 | ①ロートV11　など<br>（第2類医薬品）<br>新サンテドウ　など<br>（第3類医薬品）<br>②NewマイティアCLビタクリアクール、<br>ロート養潤水α　など<br>（第3類医薬品） | 【特徴】<br>ピリドキシン塩酸塩（ビタミンB$_6$）、シアノコバラミン（ビタミンB$_{12}$）、トコフェロール（ビタミンE）などのビタミン類を配合。新陳代謝を増して活性化<br>【効能効果】<br>①目の疲れ、結膜充血、目のかすみ、目のかゆみ、眼病予防、眼瞼炎、紫外線その他の光線による眼炎、ハードコンタクトレンズ装着時の不快感<br>②目の疲れ、目のかすみ、眼病予防、ハードコンタクトレンズ装着時の不快感（NewマイティアCLビタクリアクールはソフトコンタクトレンズにも使用可） |
| ピント調整薬 | アイリス40　など<br>（第3類医薬品） | 【特徴】<br>ネオスチグミンメチル硫酸塩配合。パソコンの長期使用のピント調節にも効果がある<br>【効能効果】<br>目のかすみ、目の疲れ、目のかゆみ、結膜充血、紫外線その他の光線による眼炎、眼病予防、眼瞼炎、ハードコンタクトレンズ装着時の不快感 |
| 人工涙液 | ソフトサンティア、<br>ロートジーコンタクトb<br>など<br>（第3類医薬品） | 【特徴】<br>塩化ナトリウム（涙の主成分）配合<br>【効能効果】<br>ハード・ソフトコンタクトレンズ装着時の不快感、涙液の補助、目の疲れ、目のかすみ |
| 角膜保護・保湿 | ①アイリス50クール<br>など<br>（第3類医薬品）<br>②新なみだロートドライアイ<br>など<br>（第3類医薬品）<br>③スマイルコンタクトEXドライテクト　など<br>（第3類医薬品）<br>④ヒアレインS<br>（要指導医薬品） | 【特徴】<br>コンドロイチン硫酸エステルナトリウム配合。ハードコンタクトレンズ装着時の不快感にも効果がある。②、③は添加物としてヒアルロン酸ナトリウム配合。しっとり感がでる。④は高い保湿作用で目にうるおいを与える<br>【効能効果】<br>①目のかすみ、目の疲れ、眼病予防、紫外線その他の光線による眼炎、眼瞼炎、ハードコンタクトレンズ装着時の不快感、目のかゆみ<br>②涙液の補助、目の疲れ、目のかすみ、ハードコンタクトレンズ装着時の不快感<br>③ハード・ソフトコンタクトレンズ装着時の不快感、涙液の補助、目の疲れ、目のかすみ<br>④目の次の症状の緩和：乾き、異物感（コロコロ・チクチクする感じ）、疲れ、かすみ、ハード・ソフトコンタクトレンズを装着しているときの不快感 |
| 抗菌薬 | サンテ抗菌新目薬、ロート抗菌目薬ⅰ、抗菌アイリス使いきり　など<br>（第2類医薬品） | 【特徴】<br>スルファメトキサゾール配合。ものもらいや感染、結膜炎に用いる<br>【注意】<br>3〜4日間使用しても症状の改善が見られない場合は医師又は薬剤師に相談<br>【効能効果】<br>結膜炎、ものもらい、眼瞼炎、目のかゆみ |

（下平　秀夫）

# 皮膚病薬

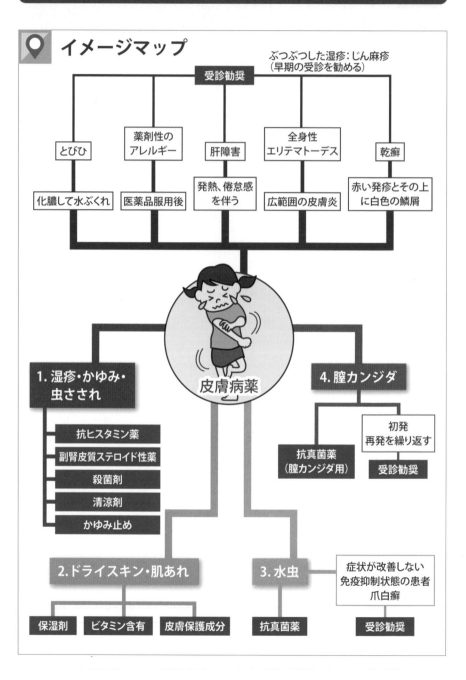

## イメージマップ

ぶつぶつした湿疹：じん麻疹
（早期の受診を勧める）

受診勧奨

- とびひ → 化膿して水ぶくれ
- 薬剤性のアレルギー → 医薬品服用後
- 肝障害 → 発熱、倦怠感を伴う
- 全身性エリテマトーデス → 広範囲の皮膚炎
- 乾癬 → 赤い発疹とその上に白色の鱗屑

皮膚病薬

### 1. 湿疹・かゆみ・虫さされ
- 抗ヒスタミン薬
- 副腎皮質ステロイド性薬
- 殺菌剤
- 清涼剤
- かゆみ止め

### 4. 膣カンジダ
- 抗真菌薬（膣カンジダ用）
- 初発再発を繰り返す → 受診勧奨

### 2. ドライスキン・肌あれ
- 保湿剤
- ビタミン含有
- 皮膚保護成分

### 3. 水虫
- 抗真菌薬
- 症状が改善しない免疫抑制状態の患者 爪白癬 → 受診勧奨

解説

　皮膚の病気のうち、湿疹やかゆみ、虫さされ、ドライスキン、水虫、膣カンジダについて解説します。皮膚の症状が、全身性疾患により起こっている場合もあるため、顧客の情報をしっかりと収集しましょう。お勧めの剤形は軟膏で、じゅくじゅくしたところでも、かさかさしたところでも使用できます。液剤はかさかさしているところに適し、じゅくじゅくしたところには適しません。クリームは使用感に優れていますが、軟膏より刺激があります。

## 1. 湿疹・かゆみ・虫さされ

　湿疹には炎症の原因物質（ヒスタミン）の働きをブロックして患部の炎症やかゆみを和らげる抗ヒスタミン薬を使用します。ジフェンヒドラミンが一般的です。湿疹の症状が強い場合や、虫さされの場合には炎症のもとにしっかり作用する副腎皮質ステロイド性薬を使用します。ステロイド薬を広範囲に長期間使用すると全身的な副作用が引き起こされるおそれがあります。早くかゆみをとりたい、清涼感が欲しいというときはℓ-メントールやカンフルを含有する商品を用いますが、傷のある部位にはしみるので注意します。

## 2. ドライスキン・肌あれ

　ドライスキン（乾燥肌）は、寒く乾燥した季節に起こりがちですが、その他にも、水仕事、エアコンによる住環境の密閉化、年齢、体質による皮脂分泌の低下など、さまざまな原因が考えられます。症状としては、手のかさかさやかかとのコチコチ、ひじ・ひざ・くるぶしのざらざらなどがあげられます。保湿成分といえばまず尿素があり、皮膚にうるおいを与えしっとりさせます。傷口やひび割れた患部にはしみるので使用できません。また、2020年8月には医療用で汎用されているヘパリン類似物質スプレー・クリームが発売になりました。

## 3. 水虫

　水虫は、カビ（真菌）の一種の白癬菌が足の皮膚に寄生する感染症です。水虫以外で白癬菌によるものには、陰股部に感染するいんきんたむし、体部に感染するぜにたむしがあり、一般的にかゆみを伴います。

治療には抗真菌薬が主流となりますが、角質を軟化して治療するサリチル酸も、古くから使われています。皮膚が柔らかくなっているお風呂あがりの使用が効果的です。きちんと薬を使っていれば2〜3週間で症状はなくなります。たとえ症状が治まっても、水虫の原因となる白癬菌は息を潜めているだけで、再発する可能性があるため、最低でも1ヶ月間は根気よく使用し続けましょう。清潔・乾燥を心がけ、薬を忘れずに使用することが大切です。しかし、症状が悪化するようならば皮膚科を受診するように勧めましょう。

水虫と間違えやすい皮膚疾患には、汗疱、掌蹠膿疱症、カンジダ症、手掌足蹠角化症などがあります。また、炎症を起こしているからといって勝手な判断でステロイドを使用するとかえって悪化することがあります。

## 4. 膣カンジダ

膣カンジダとは、膣の中でカンジダ・アルビカンス菌という真菌が増殖し、おりものやかゆみ等の不快な症状を起こす病気のことです。カンジダ菌自体は、健康な女性でも皮膚、口の中、消化管、膣に存在する常在菌ですが、疲労、ストレス等の免疫力の低下、またホルモンバランスのくずれ等によって、膣の中で増殖して発症します。典型的な症状は、外陰部のかゆみと酒粕（カッテージチーズ）状のおりものです。膣錠は6日間続けて使用します。クリーム剤は膣症状のあるときは必ず膣錠と併用します。

 ## 販売前に確認

● 化膿して水ぶくれになっていませんか？

小児で皮膚が化膿して水ぶくれの場合はとびひ（伝染性膿痂疹）の可能性があります。また、赤い発疹とその上に白色の鱗屑があり、患部の境が盛り上がっていたら、乾癬の可能性があります。これらの場合は受診を勧めましょう。

● 水ぼうそう、水虫・たむしなどに感染、又は化膿していませんか？

ステロイドを含有する外用剤は、皮膚の抵抗力を低下させ、感染を誘発したり症状を悪化させるので、使用できません。

● 今回のような症状が出たのは初めてですか？

膣カンジダの場合、初発の患者や再発を繰り返す患者には販売せず、必ず受診を勧めましょう。

# ♡ 生活の留意点

● **塗り薬の使用の基本**

**正しい使い方：**使用前は手を洗いましょう。こすらず、薄く塗ることが基本です。ゴシゴシ擦り込むと、皮膚の炎症やかゆみを誘発します。ステロイド薬を含む塗り薬は、漫然と使用（特に顔面）するのは危険です。

● **虫さされを予防するために**

**服装：**長袖や長ズボンなどを着用し、肌の露出部分を少なくすることが大切です。特にハチは、黒いモノやよく動くものに反応して針を刺す性質があるため、野外に出るときには黒い服は避けましょう。

**虫よけ：**蚊には虫よけスプレーも有効です。汗で流れ落ちることもあるため、2 〜 3 時間おきにスプレーすると効果的です。

● **手湿疹を予防するために**

**水仕事：**手のひらには皮脂腺がなく、脂が不足している状態です。水仕事は、洗いものをなるべくためて、1回で済ませるようにしましょう。少量の洗剤を薄めた状態で使用するだけで、手あれ防止にかなりの効果があります。それでもあれるようでしたら、手袋を使いましょう。

● **ドライスキンを予防するために**

**入浴：**体の洗いすぎにより、皮膚の角質層が壊されて皮脂膜が傷つき、肌のバリア機能が低下します。石けんをよく泡立てたあと、皮膚をなでるように洗います。そのうえで、入浴後に保湿クリームなどを使用して失われた油分を補いましょう。

● **水虫を予防するために**

**足を洗う：**帰宅後、まず足を洗いましょう。付着したばかりの菌は、洗うだけでも取り除くことができます。足を洗ったあとは乾いたタオルやマットで拭いて乾燥させます。いつも清潔に、乾燥させるよう心がけることが大切です。

**衣類も清潔に：**靴や靴下、スリッパ、浴室マット、タオルなども清潔に保ちましょう。家族に水虫の人がいる場合は、スリッパやタオルなどの共用は避けましょう。

● **膣カンジダになったとき、あるいは再発を防ぐために**

**服装：**通気性のよい綿の下着や、ゆったりした洋服を着用します。

**入浴：**シャワーや入浴、水泳のあとは、完全に患部を乾かします。

**トイレ：**排便又は排尿時は、必ず前から後ろに拭きとります。

**性交渉：**性交渉はパートナーに感染する可能性があるので、薬を使用中は禁止です。

 ## 主な商品・特徴

| 分類 | 主な商品名（例） | 特徴・注意・効能効果 |
|---|---|---|
| 抗ヒスタミン薬 | ラナケインS など<br>（第2類医薬品）<br>新レスタミンコーワ軟膏 など<br>（第3類医薬品） | 【特徴】<br>ジフェンヒドラミン配合。炎症やかゆみを抑える<br>【効能効果】<br>湿疹、皮膚炎、かゆみ、かぶれ、あせも、ただれ、しもやけ、虫さされ、じん麻疹 |
| 副腎皮質ステロイド性薬 | ①ムヒアルファEX、<br>リビメックスコーワ軟膏、<br>メンソレータムメディクイック軟膏R など<br>（指定第2類医薬品）<br>②セロナ軟膏 など<br>（指定第2類医薬品） | 【特徴】<br>①プレドニゾロン吉草酸エステル酢酸エステル配合。強力に炎症を抑えるため、湿疹や虫さされによる炎症に効果がある<br>体内に取り込まれると低活性となるアンテドラッグステロイド<br>②ヒドロコルチゾン酪酸エステル含有<br>【効能効果】<br>湿疹、皮膚炎、かぶれ、虫さされ、かゆみ、あせも、じん麻疹 |
| 殺菌剤 | ムヒ・ベビーb など<br>（第3類医薬品） | 【特徴】<br>殺菌剤のイソプロピルメチルフェノール配合<br>【効能効果】<br>かゆみ、虫さされ、あせも、かぶれ、湿疹、じん麻疹、皮膚炎、しもやけ、ただれ |
| 清涼剤 | キンカン など<br>（第2類医薬品） | 【特徴】<br>清涼剤の$\ell$-メントール、カンフル配合。清涼感を出し、かゆみを抑える。カンフルは血行促進作用や鎮痛作用、消炎作用などがある<br>【注意】<br>刺激を与えるため、敏感肌、かきむしった傷がある場合にはカンフルを含む商品は不可<br>【効能効果】<br>虫さされ、かゆみ、肩こり、腰痛、打撲、捻挫 |

| 分類 | 主な商品名（例） | 特徴・注意・効能効果 |
|---|---|---|
| かゆみ止め | オイラックスA　など<br>（指定第2類医薬品） | 【特徴】<br>かゆみを抑えるクロタミトン配合<br>【効能効果】<br>かゆみ、かぶれ、湿疹、虫さされ、じん麻疹、しもやけ、皮膚炎、あせも |
| 局所麻酔薬 | ウナコーワクールα　など<br>（第2類医薬品） | 【特徴】<br>リドカイン配合。かゆみ、痛みを速やかに鎮める<br>【効能効果】<br>かゆみ、虫さされ |
| 保湿剤 | ①ウレパールプラスローション10<br>　など<br>　（第2類医薬品）<br>②ケラチナミンコーワ20％<br>　尿素配合クリーム　など<br>　（第3類医薬品）<br>③ザーネメディカルスプレー，<br>　クリーム<br>　（第2類医薬品） | 【特徴】<br>尿素配合。皮膚の角質層の水分を保持することで、皮膚にうるおいを与えしっとりさせる。一般的な乾燥肌（皮脂欠乏症）、主婦湿疹、老人性乾皮症などに使用する<br>【注意】<br>②小児は使用できない<br>③出血のある傷口には、血がとまりにくくなるため使用しない<br>【効能効果】<br>①かゆみを伴う乾燥性皮膚<br>②手指のあれ、ひじ・ひざ・かかと・くるぶしの角化症、老人の乾皮症、さめ肌<br>③手指のあれ、乾皮症、ひじ・ひざ・かかと・くるぶしの角化症、小児の乾燥性皮膚、しもやけ（ただれを除く）、手足のひび・あかぎれ、きず・やけどのあとの皮膚のしこり・つっぱり（顔面を除く）、打身・ねんざ後のはれ・筋肉痛・関節痛 |
| ビタミン含有 | ①ユベラリッチ　など<br>　（第3類医薬品）<br>②チョコラザーネプラス　など<br>　（第3類医薬品） | 【特徴】<br>ビタミンA、ビタミンEなどを配合<br>【効能効果】<br>①ひび、あかぎれ、しもやけ、指先・手のひらのあれ、ひじ・ひざ・かかとのあれ<br>②手指のあれ、ひじ・ひざ・かかと・くるぶしの角化症、老人の乾皮症、さめ肌 |
| 皮膚保護成分 | ①こどもムヒソフト　など<br>　（第3類医薬品）<br>②パスタロンSEクリーム<br>　など<br>　（第3類医薬品） | 【特徴】<br>グリチルリチン酸二カリウム配合。皮膚の炎症を鎮める<br>【効能効果】<br>①かゆみ、皮膚炎、かぶれ、湿疹、じん麻疹、あせも、しもやけ、虫さされ、ただれ<br>②手指のあれ、ひじ・ひざ・かかと・くるぶしの角化症、小児の乾燥性皮膚、老人の乾皮症、さめ肌 |

| 分類 | 主な商品名（例） | 特徴・注意・効能効果 |
|---|---|---|
| 抗真菌薬 | ①ピロエースZ液　など<br>（指定第2類医薬品）<br>②ラミシールプラス液、<br>ダマリングランデX、<br>メンソレータムエクシブ<br>Wスプレー　など<br>（指定第2類医薬品）<br>③ブテナロックVαクリーム<br>など<br>（指定第2類医薬品）<br>④ダマリンL　など<br>（第2類医薬品） | 【特徴】<br>①ラノコナゾール（イミダゾール系）配合<br>②テルビナフィン塩酸塩（アリルアミン系）配合<br>③ブテナフィン塩酸塩（ベンジルアミン系）配合<br>④ミコナゾール硝酸塩配合<br>【効能効果】<br>水虫、いんきんたむし、ぜにたむし |
| 抗真菌薬<br>（膣カンジダ用） | ①フェミニーナ膣カンジダ錠、<br>オキナゾールL100<br>（第1類医薬品）<br>②メンソレータムフレディCC<br>膣錠、<br>メンソレータムフレディCC<br>クリーム<br>（第1類医薬品）<br>③エンペシドL<br>（第1類医薬品）<br>④メディトリート、<br>メディトリートクリーム<br>（第1類医薬品） | 【特徴】<br>①オキシコナゾール硝酸塩配合（膣錠）<br>②イソコナゾール硝酸塩配合（膣錠・クリーム）<br>③クロトリマゾール配合（発泡性膣錠）<br>④ミコナゾール硝酸塩配合（膣錠・クリーム）<br>【注意】<br>膣錠は6日間続けて使用する<br>3日間使用しても症状の改善が見られないか、6日間<br>使用しても症状が消失しない場合は医師へ受診<br>15歳未満又は60歳以上は使用できない<br>クリーム剤は発疹を伴う外陰部のかゆみに有効で<br>ある。本製剤は膣症状（おりもの、熱感等）を伴う場合、<br>膣錠を併用する<br>【効能効果】<br>膣カンジダの再発（過去に医師から膣カンジダの診断・<br>治療を受けた人に限る） |

（下平　秀夫）

# POP広告①

　筆者が勤めるドラッグストアには、総合感冒薬だけで80種類以上の商品が並んでいます。総合感冒薬を買い求めに来るお客様のタイプは、大きく分けて次の3種類に分類できます。①「○○（商品名）を下さい」といつも飲んでいる商品を指名買いする方、②「のどの痛みと鼻水がひどいのですがどれがいいですか」と薬剤師や登録販売者などの専門家に相談して商品を選ぶ方、③専門家に口頭で相談することはせず、売り場を見て自分で商品を選ぶ方です。

　医薬品は、専門家が一人ひとり対面でお客様の話を聞いたうえで販売することが基本ですが、OTC薬は、そもそもの定義として、医療関係者からの情報に基づいて「需要者の選択」によって使用されるものです。ドラッグストアでは③のように売り場を見て回り、自分で商品を選びたいというセルフ販売のお客様も多いのが現実です。したがって、商品を横一列に並べて価格をつけただけの何の情報提供もない売り場では、専門知識をもたないお客様が、何種類もある商品の中から自分の症状に合う適切なものを選ぶのは困難です。そこで、医薬品の情報提供ツールとしてPOPが大切な役割をもちます。

　POPは、「point of purchase」の頭文字をとった略語で、日本語で〝購入の瞬間〟という意味です。「ものをいわぬセールスマン」ともいわれ、商品ごとの効能、服用方法、注意点などの情報をわかりやすく簡潔に伝え、お客様が適切な商品を選ぶことができるように手助けをします。

　テレビや新聞、雑誌など、さまざまな情報があふれかえっている今の時代、店内での短い滞在時間中に一見してその商品の特性が理解できるような効果的なキャッチコピーが必要です。どんなに細かく丁寧にたくさんの情報を盛り込んでも、忙しいお客様は読んでくれません。人間が瞬時に見て判断できる文字数は、多くても15字以内とされています。POPは、簡潔にわかりやすくまとめるとよいでしょう。

（中井　用子）

● POP

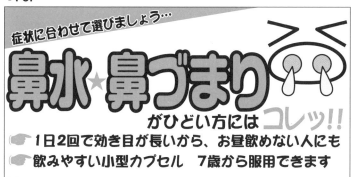

# 外用消炎鎮痛薬

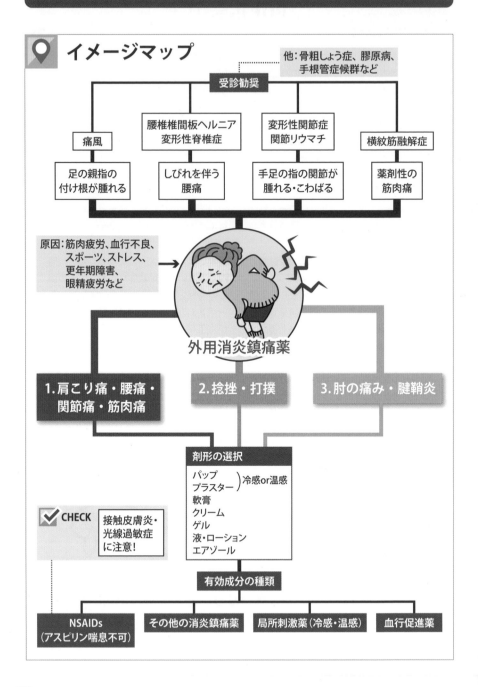

## イメージマップ

他:骨粗しょう症、膠原病、手根管症候群など

受診勧奨

| 痛風 | 腰椎椎間板ヘルニア 変形性脊椎症 | 変形性関節症 関節リウマチ | 横紋筋融解症 |
|---|---|---|---|
| 足の親指の付け根が腫れる | しびれを伴う腰痛 | 手足の指の関節が腫れる・こわばる | 薬剤性の筋肉痛 |

原因:筋肉疲労、血行不良、スポーツ、ストレス、更年期障害、眼精疲労など

外用消炎鎮痛薬

**1.肩こり痛・腰痛・関節痛・筋肉痛**

**2.捻挫・打撲**

**3.肘の痛み・腱鞘炎**

### 剤形の選択

パップ
プラスター ⎫冷感or温感
軟膏
クリーム
ゲル
液・ローション
エアゾール

☑ CHECK 接触皮膚炎・光線過敏症に注意!

### 有効成分の種類

| NSAIDs (アスピリン喘息不可) | その他の消炎鎮痛薬 | 局所刺激薬(冷感・温感) | 血行促進薬 |
|---|---|---|---|

120

# 解説

　日本人の病気やけがによる自覚症状のうち、「肩こり」「腰痛」「手足の関節の痛み」が上位を占めています。これらを引き起こす原因には、筋肉の疲労や血行不良、スポーツ、ストレス、眼精疲労などがあります。

　まず、適切な剤形を選択します。貼付剤はパップとプラスターに分かれ、それぞれ冷感タイプ、温感タイプがあります。塗り薬は、軟膏、クリーム、ゲル、液・ローションがあり、さらにエアゾールもあります。成分については、痛みがひどいときには、非ステロイド性抗炎症薬（NSAIDs）配合の薬を選択します。痛みがやや軽いときには、サリチル酸メチルなどの消炎鎮痛薬配合の薬を選びます。

　軟膏はベタベタした油脂性基剤の塗り薬です。皮膚を保護する作用に優れ、カサカサ肌や敏感な肌に適しています。クリームは水と油を混ぜ合わせてつくった乳剤性基剤の塗り薬です。軟膏ほどベタつきがなく浸透性に優れていますが、軽度の皮膚刺激があります。クリームや軟膏は擦り込みながら使用することでマッサージ効果が期待できるので慢性の腰痛などに向いています。ゲルは経皮吸収性に優れ、皮膚刺激は少なく、洗い流しやすいのですが、こすると乾いた表面の皮膜がよれるのでマッサージ効果は期待できません。べたつきを避けたいときには、液剤を使用します。エアゾールは手を汚さずに広範囲に使用でき、冷却効果があります。

## 〈剤形の違い〉

### ●冷感タイプと温感タイプの違い

　一般に、打撲や捻挫、筋肉痛などの急性期の症状には冷感タイプが適しています。一方、腰痛や血行不良による慢性的な症状の場合には温感タイプが適していますが、顧客の好みが優先されます。なお、温感タイプは刺激があるので、入浴の1時間前にはがすようにしましょう。

### ●パップ剤とプラスター剤の違い

　パップ剤は水分を含む厚い支持体により炎症部位の冷却効果に優れています。プラスター剤は、あまり冷却を好まない場合や、粘着力が強いので、動きの激しい関節などに適しています。はがれやすい部位には、少しハサミで切り込みを入れて貼ると効果的です。

## 〈使用量の目安〉

　軟膏、クリーム、ゲルなどの使用量は、1回あたり肩・膝・肘には2〜3cm（手の指を横に2本）、腰には3〜5cm（手の指を横に3本）が目安になります。

# 1. 肩こり痛・腰痛・関節痛・筋肉痛

　肩こりは、同じ姿勢をとり続けることなどにより頭や腕を支える僧帽筋やその周辺の持続的緊張から筋肉が硬くなり、局所に循環障害を起こした状態と考えられています。関節痛は、老化や肥満、スポーツなどが原因で起こります。

# 2. 捻挫・打撲

　捻挫は、靭帯をひねって傷つけた状態です。靭帯は骨と骨をつないでいる組織で、足に無理な負荷がかかったりすると足首の靭帯が伸びて、捻挫が起こります。
　スポーツ中に起こした捻挫のように、瞬時に痛みや炎症を抑えたい場合には、アルコールを含むローションやエアゾールが適していますが、刺激が強いので肌が敏感な人には注意が必要です。症状や状態によってテーピングなどの処置が必要です。

# 3. 肘の痛み・腱鞘炎

　テニス肘は、手首を伸ばす筋肉に過剰な負担がかかって肘の外側が痛むもので、テニスだけでなく、成長期の小児の野球などでも起こります。腱鞘炎は、腱ではなく、腱の周囲を包む腱鞘が炎症を起こして痛みが発生します。腱鞘炎を大きく分類すると、ドゥケルバン腱鞘炎と弾発指（バネ指）に分けられます。パソコンのキーボード入力を長時間行ったり、子どもを抱っこして手に負担がかかったりする人などが、腱鞘炎を起こしやすいものです。
　テニス肘や腱鞘炎の治療には、原因となっている作業やスポーツなどをできるだけ減らして安静を保つことが必要です。症状や状態によってテーピングなどの処置が必要です。

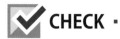 CHECK ＝＝＝＝＝＝＝＝＝＝＝＝＝＝＝

●接触皮膚炎・光線過敏症に注意！　（付表 1-Ⓗ）
　NSAIDs（特にジクロフェナクナトリウム、ケトプロフェン）の外用薬によって、紫外線のばく露にかかわらず、接触皮膚炎を発現することがあります。発疹や刺激感などの症状が起きたときは直ちに外用薬の使用を中止して受診する必要があります。

また、光線過敏症を起こすことがあるため、薬の使用中は天候にかかわらず、戸外の活動を避け、外出時は薬を貼っている箇所を色物の衣類やサポーターなどで遮光しましょう。

 ## 販売前に確認

● 足の親指の付け根が腫れていませんか？　腰痛はしびれを伴っていませんか？

足の親指の付け根が腫れていると痛風、腰痛にしびれを伴うと腰椎椎間板ヘルニアや変形性脊椎症の可能性もあります。また、手足の指の関節が腫れたり、こわばったりすると変形性関節症や関節リウマチの可能性もあります。筋肉痛がHMG-CoA還元酵素阻害薬などによる薬剤性の横紋筋融解症が原因で起こっていることもあります。

上記以外でも、OTC薬を5～6日使用して症状の改善が見られない場合には受診を勧めましょう。

● 喘息を起こしたことはありませんか？　（付表 1-Ⓔ, 2-Ⓓ）

NSAIDsを含むOTC薬は喘息発作を誘発することがあるので、喘息の既往がある人には使用できません。また、NSAIDsを含む医薬品を使用して呼吸時にゼーゼーと音がしたり、呼吸が困難になった場合には使用を中止します。喘息患者の約10％にこのような症状を起こすアスピリン喘息が潜在していると考えられています。

 ## 生活の留意点

● 肩こりの予防・解消には

**生活環境の見直し**：正しい姿勢を意識し、適度な運動を心がけるとよいでしょう。デスクワーク中のストレッチなども効果的です。また、血流をよくするビタミンE、EPAやDHAなどを含む食品を積極的にとるようにしましょう。ビタミンEは大豆食品やうなぎ、かぼちゃなど、EPAやDHAはサバやアジなどの青魚に多く含まれています。

**温める**：一般的に、慢性的な肩こりには、患部を温める方法が効果的です。温めることによって、血管が拡がり、血流がよくなります。

**寝具**：首や肩に負担をかけない寝具を選びましょう。硬すぎずやわらかすぎず、適度な硬さのベッドや布団、枕は高さが5～7cmくらいのものを選ぶとよいでしょう。

# 主な商品・特徴

| 分類 | | 主な商品名（例） | 特徴・注意・効能効果 |
|---|---|---|---|
| 消炎鎮痛薬 | NSAIDs | ①ロキソニンSパップ、<br>ロキソニンSテープ、<br>ロキソニンSテープL、<br>ロキソニンSゲル<br>（第2類医薬品）<br>②ボルタレンEXテープ、<br>ボルタレンEXゲル、<br>フェイタスZジクリスシップ、<br>フェイタスZシップ<br>など<br>（第2類医薬品）<br>③オムニードケトプロフェン<br>パップ<br>（指定第2類医薬品）<br>④フェイタス5.0、<br>フェイタスシップ、<br>フェイタス5.0温感<br>など<br>（第2類医薬品）<br>⑤バンテリンコーワ液S、<br>アンメルシン1%ヨコヨコ<br>など<br>（第2類医薬品） | 【特徴】<br>①ロキソプロフェンナトリウム配合<br>②ジクロフェナクナトリウム配合<br>③ケトプロフェン配合<br>④フェルビナク配合<br>⑤インドメタシン配合<br>【注意】<br>アスピリン喘息に注意<br>ジクロフェナクナトリウムとケトプロフェンを含む<br>商品は光線過敏症に注意<br>②～④は15歳未満の小児、⑤は11歳未満の小児<br>に使用できない<br>【効能効果】<br>肩こりに伴う肩の痛み、腰痛、関節痛、筋肉痛、<br>捻挫、打撲、肘の痛み（テニス肘など）、腱鞘炎（手・<br>手首の痛み） |
| | その他 | ①サロンパスAe、<br>トクホン　など<br>（第3類医薬品）<br>②のびのびサロンシップS、<br>パテックうすぴたシップ<br>など<br>（第3類医薬品） | 【特徴】<br>①サリチル酸メチル配合<br>②サリチル酸グリコール配合<br>末梢の血管を拡張して血行をよくする<br>サリチル酸メチルは独特なにおいがあるが、サリ<br>チル酸グリコールは無臭性<br>【効能効果】<br>肩こり、腰痛、筋肉痛、筋肉疲労、打撲、捻挫、<br>関節痛、骨折痛、しもやけ |

| 分類 | | 主な商品名（例） | 特徴・注意・効能効果 |
|---|---|---|---|
| 局所刺激薬 | 冷感 | 穴あきサロンパスAᵉ、<br>トクホンエース　など<br>（第3類医薬品） | 【特徴】<br>ℓ-メントール、カンフル配合<br>ひんやりさせたいときに用いる<br>【効能効果】<br>肩こり、腰痛、筋肉痛、筋肉疲労、打撲、捻挫、<br>関節痛、骨折痛、しもやけ |
| | 温感 | ①サロンパス30ホット、<br>ハリックス55EX温感A<br>など<br>（第3類医薬品）<br>②トクホンエースホット、<br>ニューアンメルツヨコヨコA<br>など<br>（第3類医薬品） | 【特徴】<br>①トウガラシエキス配合<br>②ノニル酸ワニリルアミドやノナン酸バニリルアミ<br>ド配合<br>ぽかぽかさせたいときに用いる<br>【効能効果】<br>肩こり、腰痛、筋肉痛、筋肉疲労、打撲、捻挫、<br>関節痛、骨折痛、しもやけ（ニューアンメルツヨコ<br>ヨコAは骨折痛、しもやけの適応なし） |
| 血行促進薬 | | サロンパス30、<br>新トクホンチール、<br>のびのびサロンシップフィット<br>など<br>（第3類医薬品） | 【特徴】<br>酢酸トコフェロール（ビタミンE）配合<br>しもやけにも効果的<br>【効能効果】<br>肩こり、腰痛、筋肉痛、筋肉疲労、打撲、捻挫、<br>関節痛、骨折痛、しもやけ |

（下平　秀夫）

# ビタミン・ミネラル・滋養強壮薬

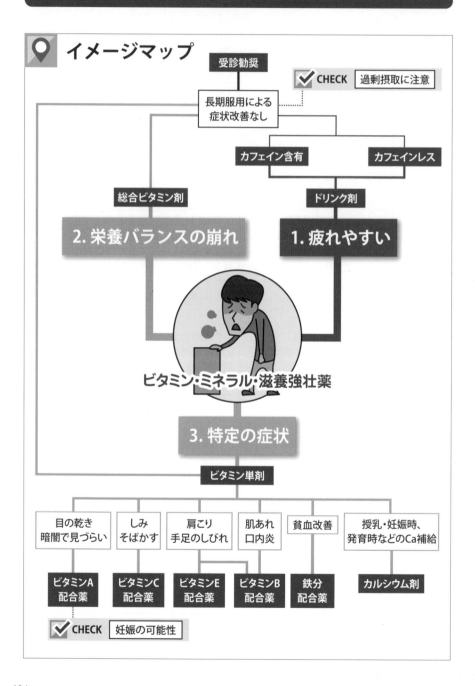

**イメージマップ**

受診勧奨

✓ CHECK　過剰摂取に注意

長期服用による
症状改善なし

カフェイン含有　　カフェインレス

総合ビタミン剤　　　ドリンク剤

## 2. 栄養バランスの崩れ　　1. 疲れやすい

ビタミン・ミネラル・滋養強壮薬

## 3. 特定の症状

ビタミン単剤

| 目の乾き 暗闇で見づらい | しみ そばかす | 肩こり 手足のしびれ | 肌あれ 口内炎 | 貧血改善 | 授乳・妊娠時、発育時などのCa補給 |
|---|---|---|---|---|---|
| ビタミンA 配合薬 | ビタミンC 配合薬 | ビタミンE 配合薬 | ビタミンB 配合薬 | 鉄分 配合薬 | カルシウム剤 |

✓ CHECK　妊娠の可能性

**解説**

さまざまなストレスを抱えながら日常生活を送る現代社会では、肉体的・精神的な疲労が蓄積され、肩こりや頭痛、不眠、だるさなどの諸症状を経験することが少なくありません。そのようなときに手軽に必要な栄養補給ができ、気持ちをリフレッシュさせることができるビタミン・ミネラル・滋養強壮薬を服用してみるとよいでしょう。

## 1. 疲れやすい

　常に疲労が蓄積されている状態のときは、ドリンク剤を勧めてみましょう。その際、服用のタイミングが日中なのか、それとも就寝前なのか、あるいは適宜必要に応じてなのかを確認したうえで、カフェイン含有の有無などを含めて適切にアドバイスをすることが必要です。ただし、すでに長期間にわたって服用しているのにもかかわらず疲労感がとれないといった症状を訴える場合には、医師への受診を勧めましょう。

## 2. 栄養バランスの崩れ

　思うように食事をとることができず、全体的にバランスよく栄養を摂取したい場合には、総合ビタミン剤がお勧めです。

## 3. 特定の症状

　全体的な肉体疲労といった漠然としたものではなく、特定の症状を訴えている場合には、その症状に合わせたビタミン剤を勧めるようにします。
　例えば、夜間、目が見えづらくなる場合にはビタミンA配合薬、しみ・そばかすに対してはビタミンCやL-システイン、トラネキサム酸などを含む薬がお勧めです。

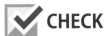 **CHECK**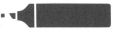

●**過剰摂取に注意！**
　ビタミンやミネラルは一度に大量摂取するのではなく、毎日継続的に摂取することが

重要です。

　カフェインを含む滋養強壮薬を過剰に摂取した場合、動悸や悪心、不眠などの症状が見られることがあります。その際には、服用を中止しましょう。

　ビタミンEは、ときに生理が早くきたり、経血量が多くなったりすることがあります。出血が長く続く場合には、医師の診察を勧めるようにしましょう。

　ビタミンAは、吐き気や頭痛、めまい、皮膚の乾燥感やかゆみ、骨や関節の痛みなどの症状が現れた場合には、過剰摂取のおそれがあるので注意しましょう。

　ビタミンDは、吐き気や食欲不振、かゆみ、便秘などの症状が現れた場合には過剰摂取のおそれがあるため服用を中止し、医師の診察を受けましょう。

## 📋 販売前に確認

●妊娠していますか？　妊娠の可能性はありますか？　付表3-Ｆ

　妊娠前3ヶ月から妊娠3ヶ月までの間に、ビタミンAを10,000 IU/日以上摂取した場合、新生児に先天異常の発生が増加するといわれているため、販売時には十分、確認する必要があります。

●他に何か薬を服用していますか？

　医療用医薬品としてビタミン剤がすでに医師から処方され、服用している場合も考えられるため、販売する前に必ず確認しましょう。

●どのくらいの期間服用していますか？

　ビタミン・ミネラル・滋養強壮薬を長期間服用しても症状が改善しない場合には、医師への受診を勧めることも必要です。

##  生活の留意点

●ビタミン・ミネラル薬を服用する前に

　ビタミン・ミネラルについては、基本的には、バランスよく食事をとることによって必要量を摂取することができます。例えば、ビタミンAはウナギやレバー、緑黄色野菜など、ビタミンB₁は豚肉など、ビタミンCはかんきつ類や柿などに多く含まれています。

　ビタミン・ミネラルを医薬品として摂取することもときには必要ですが、あくまで食事で十分な量を摂取することができない場合の補助として活用しましょう。

**主な商品・特徴**

| 分類 | 主な商品名（例） | 特徴・注意・効能効果 |
|---|---|---|
| ドリンク剤 | ユンケル黄帝液　など<br>（第2類医薬品）<br>チオビタドリンク1000<br>など<br>（第3類医薬品）<br>リポビタンD　など<br>（指定医薬部外品） | 【特徴】<br>各種ビタミン、アミノ酸、ミネラル類などを含み、手軽に摂取することができる<br>【注意】<br>カフェインの過剰摂取に注意<br>長期間服用しても症状の改善が見られない場合は医師又は薬剤師に相談<br>【効能効果】<br>滋養強壮、肉体疲労・病中病後・発熱性消耗性疾患などの場合の栄養補給など |
| 総合ビタミン剤 | パンビタンハイ、<br>ポポンSプラス　など<br>（指定第2類医薬品） | 【特徴】<br>各種ビタミン、ミネラル類をバランスよく配合<br>【注意】<br>長期間服用しても症状の改善が見られない場合は医師又は薬剤師に相談<br>【効能効果】<br>肉体疲労・栄養障害・発育期などの場合の栄養補給など |
| ビタミンA配合薬 | チョコラAD<br>（指定第2類医薬品） | 【特徴】<br>脂溶性ビタミンであるビタミンA、ビタミンD、ビタミンEが配合されている<br>【注意】<br>妊娠前後3ヶ月以内では過剰摂取に注意<br>【効能効果】<br>目のかわき、骨歯の発育不良、夜盲症、病中病後の体力低下時などのビタミンA、Dの補給など |
| ビタミンB配合薬 | ①キューピーコーワiプラス、<br>アリナミンEXプラスα<br>など<br>（第3類医薬品）<br>②チョコラBBプラス<br>など<br>（第3類医薬品） | 【特徴】<br>ビタミン$B_1$、$B_2$、$B_6$、$B_{12}$を単剤もしくは組み合わせて配合した形で含んでいる<br>【注意】<br>ビタミン$B_6$製剤の過剰摂取により知覚神経障害などが見られることがある<br>【効能効果】<br>①腰痛・肩こり、眼精疲労、手足のしびれ、肉体疲労時などのビタミンBの補給など<br>②肌あれ、にきび、口内炎、肉体疲労時などのビタミンBの補給など |

| 分類 | 主な商品名（例） | 特徴・注意・効能効果 |
|---|---|---|
| ビタミンC配合薬 | ①シナールL小ワイト2、ハイシーL など<br>（第3類医薬品）<br>②ハイチオールCプラス など<br>（第3類医薬品） | 【特徴】<br>ビタミンCを主成分とし、ビタミンBやL-システインを配合している<br>【注意】<br>ビタミンCは尿検査に影響を及ぼすことがある<br>【効能効果】<br>①肉体疲労時などのビタミンCの補給、しみ・そばかす・色素沈着の緩和、出血予防など<br>②しみ・そばかす・日やけなどの色素沈着症、全身倦怠、二日酔い、にきび・湿疹など |
| ビタミンE配合薬 | ネーブルファイン、ユベラ-Cソフト など<br>（第3類医薬品） | 【特徴】<br>ビタミンEを主成分とし、ビタミンB、ビタミンC及びγ-オリザノールなどを配合した製剤もある<br>【注意】<br>生理が早くきたり、経血量が多くなることがある。その際には服用を中止する<br>【効能効果】<br>肩・首筋のこり、手足のしびれ・冷え、更年期の諸症状の緩和など |
| カルシウム剤 | ①カタセ錠D₃<br>（第2類医薬品）<br>②ワダカルシュームエース など<br>（第2類医薬品）<br>③カタセ錠、ワダカルシューム錠 など<br>（第3類医薬品） | 【特徴】<br>カルシウムを主成分とし、カルシウムの吸収を助ける成分が配合されている<br>【注意】<br>多くの商品が5歳未満の小児を対象としていないため販売時には注意する<br>【効能効果】<br>①③妊婦・授乳期、発育期におけるカルシウムの補給など<br>②虚弱体質、腺病質の骨歯の発育促進、妊娠授乳婦の骨歯の脆弱防止<br>7歳未満は使用しない |
| 鉄分配合薬 | ①ファイチ、マスチゲン錠 など<br>（第2類医薬品）<br>②アルフェネオ、アルフェミニ など<br>（指定医薬部外品） | 【特徴】<br>独特な鉄の味を抑えた商品であり、それぞれ特徴的な味がある<br>【注意】<br>服用によって悪心・嘔吐・胃部不快感などを生じることがある<br>【効能効果】<br>①貧血<br>②肉体疲労、食欲不振などの場合の栄養補給 |

（伊集院 一成）

ビタミン・ミネラル・滋養強壮薬

# POP広告②

　人間は外部から取り入れる情報の中でも、視覚情報がその大部分を占めています。お客様にお勧めの医薬品を提案したいときには、ただ単に商品をきれいに並べるだけではなく、視覚的になぜこの医薬品を勧めるのかをわかりやすく伝え、お客様の共感を得られるような売り場演出をすることが大切です。

　夏の季節にはスーっとした清涼感のある目薬がよく売れますが、売り場全体を青でまとめて涼しげにしたりします。また、冬の季節では、寒くなってくると関節の痛みを訴える方が多くなり温感湿布剤がよく売れるので、売り場全体をオレンジ色でまとめて温かみを出したりして色によって季節感を演出します。

　視覚からの情報の中で、「色」は大切な要素の1つです。色が人間に与える印象はさまざまです。例えば青は空や海を連想させ、冷たい知的なイメージを与え、赤は火や血を連想させ、派手で危険なイメージを与えます。医薬品の情報提供をするためのPOPを作成するときには、お客様から好感をもたれ、なおかつ見やすい色を選ぶ必要があります。複数の色を使用するときにはその組合せによって、見やすくなったり見にくくなったりするので気をつけましょう。

　また、日本は高齢化が進み、現在すでに「超高齢社会」とよばれる状況ですが、2035年には3人に1人が高齢者になるという推計があります。高齢になると緑内障や白内障などの疾患によって視力が低下する人も増えていきます。白と黄色、青と灰色、赤と紫など、コントラストが弱い組合せは、見づらくなるといわれています。また、ドラッグストアの特売POPで多用される赤と黄色の組合せも高齢者にとってはあまり見やすいものではありません。無意味にたくさんの色を使わず、少ない色で、特に強調したいところには赤と白、紺色と白などコントラストが強い組合せを使い大きな文字で、はっきり書くと見やすくなります。色とりどりのカラフルなPOPは若い人にとってはおしゃれで楽しいものですが、高齢者に見やすいかどうかも考えてPOPを作成するとよいでしょう。

（中井 用子）

# 口内炎治療薬

## イメージマップ

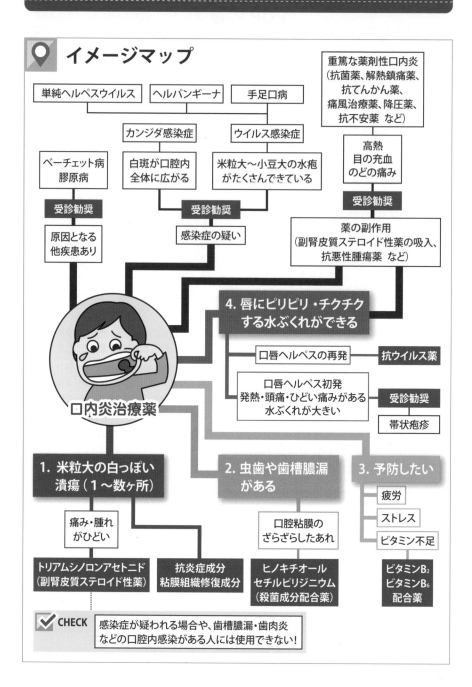

重篤な薬剤性口内炎
（抗菌薬、解熱鎮痛薬、
抗てんかん薬、
痛風治療薬、降圧薬、
抗不安薬 など）

単純ヘルペスウイルス　ヘルパンギーナ　手足口病

カンジダ感染症　ウイルス感染症

高熱
目の充血
のどの痛み

受診勧奨

ベーチェット病
膠原病

白斑が口腔内
全体に広がる

米粒大〜小豆大の水疱
がたくさんできている

受診勧奨

受診勧奨　受診勧奨

原因となる
他疾患あり

感染症の疑い

薬の副作用
（副腎皮質ステロイド性薬の吸入、
抗悪性腫瘍薬 など）

**4. 唇にピリピリ・チクチク
する水ぶくれができる**

口唇ヘルペスの再発　**抗ウイルス薬**

口唇ヘルペス初発
発熱・頭痛・ひどい痛みがある
水ぶくれが大きい

**受診勧奨**

帯状疱疹

口内炎治療薬

**1. 米粒大の白っぽい
潰瘍（1〜数ヶ所）**

**2. 虫歯や歯槽膿漏
がある**

**3. 予防したい**

疲労

ストレス

ビタミン不足

痛み・腫れ
がひどい

口腔粘膜の
ざらざらしたあれ

トリアムシノロンアセトニド
（副腎皮質ステロイド性薬）

抗炎症成分
粘膜組織修復成分

ヒノキチオール
セチルピリジニウム
（殺菌成分配合薬）

ビタミンB₂
ビタミンB₆
配合薬

**✓ CHECK**　感染症が疑われる場合や、歯槽膿漏・歯肉炎
などの口腔内感染がある人には使用できない！

## 解説

口内炎とは口腔内の粘膜に起こる炎症の総称で、ストレスや疲労、ビタミン不足の他、口腔内の乾燥や不衛生などが原因で発生すると考えられています。食べ物がしみたり、出血したり、水疱や潰瘍ができて痛むなどの症状が現れます。口内炎にはアフタ性口内炎、ウイルス性口内炎、カタル性口内炎などさまざまな種類がありますが、最も多いのがアフタ性口内炎です。口腔内に1〜数ヶ所、周囲との境目がはっきりした白っぽい潰瘍ができ、1〜2週間ほどで自然に治る場合がほとんどですが、再発しやすいのが特徴です。

### ①米粒大の白っぽい潰瘍（1〜数ヶ所）

グリチルレチン酸、アズレンスルホン酸ナトリウムなどの抗炎症成分や、アラントインなどの粘膜組織修復成分を配合した外用薬を選ぶとよいでしょう。特に症状のひどい人には、副腎皮質ステロイド性薬であるトリアムシノロンアセトニドを含む外用薬がお勧めです。貼付剤は、薬が唾液に流されず長くとどまることができ、患部をしっかり保護してくれます。外用薬が苦手な人には、抗炎症成分のトラネキサム酸を配合した内服薬もあります。

### ②虫歯や歯槽膿漏がある

虫歯や歯槽膿漏、入れ歯の不具合などが原因で口の中の衛生状態が悪くなり、痛みはそれほど強くはないが口腔粘膜がざらざらとあれて白くただれている場合があります。ヒノキチオールやセチルピリジニウム塩化物水和物などの殺菌成分を配合しているものがお勧めです。

虫歯予防の新習慣として、医療用医薬品と同じ成分「フッ化ナトリウム（フッ化物）」を配合した洗口剤があります。フッ化物は、歯から溶けだしたカルシウムやリンの取り込み（再石灰化）を促進することで、歯質を強くします。また、虫歯の原因菌であるミュータンス菌に働きかけ、酸の産出を抑制することで、歯からカルシウムやリンが溶け出す（脱灰）のを抑え、虫歯を予防します。

### ③予防したい

偏った食生活によるビタミン不足が原因で口内炎ができやすい人には、ビタミンB群を配合した内服薬をお勧めしましょう。ビタミン$B_2$は脂質の代謝、ビタミン$B_6$はタンパク質の代謝に関与しており、細胞が新しく生まれ変わるために大切なビタミンです。

## ④唇にピリピリ・チクチクする水ぶくれができる

　口唇ヘルペスとは、唇やその周りにかゆみや痛みを伴う赤い水ぶくれができる病気で、単純ヘルペスウイルスの感染が原因で起こります。単純ヘルペスウイルスは神経細胞に潜伏し、発熱や疲れ、ストレス、紫外線などをきっかけに活発化し、再発を繰り返します。医師による口唇ヘルペスの診断・治療を受けたことがある人に限り、OTC薬の口唇ヘルペスの再発治療薬を使用することができます。

　口唇ヘルペスの再発にはヘルペスウイルスの増殖を抑えるビダラビンやアシクロビルの入った外用薬を勧めます。ピリピリ・チクチクするなどの違和感をおぼえたら、できるだけ早く使用するようにしましょう。

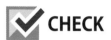 

● 感染症が疑われる場合や歯槽膿漏・歯肉炎などの口腔内感染がある人には使用できない！
　副腎皮質ステロイド性薬は感染症を悪化させるため、口腔カンジダ感染症や細菌感染症、ウイルス感染症、歯槽膿漏、歯肉炎などにより、口腔内に米粒大〜小豆大の水疱が多発したり、白斑が口腔内全体に広がるような口腔内感染が疑われる人には使用できません。

## 📋 販売前に確認

● 発熱、食欲不振、全身倦怠感、リンパ節の腫脹、目の痛みなどはありませんか？
　ベーチェット病や膠原病など原因となる他疾患がある場合や、薬の副作用が原因の場合にはOTC薬では対応できません。症状が長引いたり繰り返したりするようなら受診を勧めましょう。

● 4歳未満ではないですか？　ブクブクうがいはできますか？
　4歳未満は用法用量通りの使用（ブクブクうがいして吐き出す）が難しく、安全性が十分に確認できていないためフッ化物洗口剤は使用できません。また、4歳以上であっても、身体の状態等によりブクブクうがい（すすぎ）ができない人は使用できません。

# 生活の留意点

● 口内炎の予防のために

**食事：**冷たい物や熱い物、香辛料やアルコールなどの刺激物を控えて、栄養バランスのよい食事を3食きちんととるように心がけましょう。

**疲れ・ストレス：**睡眠不足を改善し、十分な休養をとり、ストレスをためないようにしましょう。

**口腔内を清潔に：**口腔内が乾燥していると口内炎ができやすいので、ガムをかんで唾液を出したり、食後すぐに歯磨きやうがいをしたりして口腔内を清潔に保ちましょう。歯ブラシで粘膜を傷つけないように丁寧にブラッシングし、入れ歯は合わなくなってきたら早めに調整しましょう。

● 口唇ヘルペスの予防のために

**ストレス：**ヘルペスウィルスを活発化させる誘因である疲労やストレス、発熱、かぜ、強い日光などを避け、無理のない生活を心がけましょう。

**人との接触：**他の人にうつさないように、タオルや食器などを共用しないようにしましょう。

● 虫歯の予防のために

**食生活の改善：**食後の丁寧な歯みがきにより、口腔内の糖質が残らないようにしましょう。糖を多く含む飲食物を常に少しずつ口にする習慣などはよくありません。

**毎日の歯みがき：**自分にあったハブラシを用意し、歯垢のたまりやすいところ（歯と歯の間、歯と歯茎の境目、歯並びの悪いところ）は特に丁寧にブラッシングするようにしましょう。

**定期歯科健診：**歯科医院などで定期的に虫歯予防ができているかチェックしてもらいましょう。

# 主な商品・特徴

| 分類 | 主な商品名（例） | 特徴・注意・効能効果 |
|---|---|---|
| 副腎皮質ステロイド性外用薬（トリアムシノロンアセトニド） | ①口内炎軟膏大正クイックケア（指定第2類医薬品）②アフタッチA（指定第2類医薬品）③トラフルダイレクトa（指定第2類医薬品） | 【特徴】①舌や口の奥にできた口内炎にも使いやすい軟膏タイプ②医療用医薬品のアフタッチ®のスイッチOTC　有効成分を長く留めて、患部を刺激から保護するパッチタイプ　二層状の錠剤で、5歳以上に1回1錠、1日1～2回、白色面を患部粘膜に付着させて用いる |

| 分類 | 主な商品名（例） | 特徴・注意・効能効果 |
|---|---|---|
| | | ③薄さわずか約0.16mm、無味・無臭のフィルムタイプ<br>口の中で徐々に溶けてなくなるので、はがす必要がない<br>5歳以上に1回1枚、1日1〜2回、白色面を患部<br>粘膜に付着させて用いる<br>【注意】<br>口腔内感染がある部位には使用できない<br>【効能効果】<br>①②③口内炎（アフタ性） |
| シコンエキス配合<br>貼付剤 | 口内炎パッチ大正A<br>（第3類医薬品） | 【特徴】<br>抗炎症作用、粘膜修復作用をもつシコンエキスとグリ<br>チルレチン酸を配合<br>5歳以上に1回1枚、1日1〜4回、濃い赤色面を患部<br>粘膜に付着させて用いる<br>【効能効果】<br>口内炎、舌炎 |
| 抗炎症成分外用薬 | ①サトウ口内軟膏<br>　（第3類医薬品）<br>②レビオ<br>　（第3類医薬品）<br>③トラフルクイックショット<br>　（第3類医薬品） | 【特徴】<br>①非ステロイド抗炎症成分（アズレンスルホン酸ナト<br>　リウム、グリチルレチン酸）配合。口内の唾液により<br>　4〜5分でゼリー状となり患部を保護する<br>②パンテノール、アラントイン配合。ハチミツが製剤<br>　の苦みをおさえる。液体タイプは刺激が少なく、<br>　口の中に違和感が残りにくい<br>③アズレンスルホン酸ナトリウム水和物を配合。口<br>　の奥の患部にも使いやすいジェル状液のスプレー<br>　タイプ、すっきりとしたメントール味<br>【効能効果】<br>①口内炎、舌炎<br>②口唇のひびわれ・ただれ、口内炎、舌炎<br>③口内炎、のどの炎症によるのどの痛み・のどのあれ・<br>　のどのはれ・のどの不快感・声がれ |
| 殺菌成分配合外用薬 | ①ハレス口内薬<br>　（第3類医薬品）<br>②生葉口内塗薬、<br>　新デスパコーワ　など<br>　（第3類医薬品） | 【特徴】<br>①歯槽膿漏薬として日本初となるアラントイン（組織<br>　修復成分）とカルバゾクロム（止血成分）の組合せ<br>②ヒノキチオール、セチルピリジニウム塩化物水和物<br>　などの殺菌成分配合。歯ぐきの出血や腫れなど、<br>　歯肉炎・歯槽膿漏に伴う諸症状に対しても優れた<br>　効果がある<br>【効能効果】<br>①②口内炎、歯肉炎・歯槽膿漏における諸症状（歯<br>　ぐきの出血・発赤・腫れ・膿・痛み・むずがゆさ、<br>　口のねばり、口臭）の緩和 |

口内炎治療薬

| 分類 | 主な商品名（例） | 特徴・注意・効能効果 |
|---|---|---|
| 抗炎症成分配合内服薬 | トラフル錠、<br>ペラックT錠　など<br>（第3類医薬品） | 【特徴】<br>抗炎症成分のトラネキサム酸、カンゾウ乾燥エキスの他、ビタミンなどを配合。7歳から服用可能<br>【注意】<br>トラネキサム酸は、血栓を安定化させるおそれがあるので、血栓のある人、血栓症を起こすおそれのある人は「相談すること」となっている<br>【効能効果】<br>口内炎、咽頭炎・扁桃炎（のどの腫れ、のどの痛み） |
| ビタミン配合内服薬 | チョコラBBプラス、<br>ハイシーBメイト2、<br>ペアA錠、<br>ハイチオールBクリア　など<br>（第3類医薬品） | 【特徴】<br>ビタミンB₂、B₆を主成分とするビタミン剤<br>【効能効果】<br>次の諸症状の緩和：肌あれ、にきび、湿疹、皮膚炎、かぶれ、ただれ、口内炎、口角炎、口唇炎、舌炎など |
| 抗ウイルス薬 | ①アラセナS軟膏タイプ、<br>アラセナSクリームタイプ<br>（第1類医薬品）<br>②アクチビア軟膏、<br>ヘルペシアクリーム<br>（第1類医薬品） | 【特徴】<br>①医療用成分ビダラビンを配合したスイッチOTC<br>　1日1〜4回患部の上に薄くのせるようにつける<br>　1日1回からの塗布で効果を現す<br>②医療用成分アシクロビルを配合したスイッチOTC<br>　1日3〜5回、適量塗布。使用の目安は毎食後と就寝前<br>【注意】<br>6歳未満の乳幼児、発熱、広範囲の発疹などの全身症状が見られる人には使用できない<br>【効能効果】<br>口唇ヘルペスの再発（過去に医師の診断・治療を受けた人に限る） |
| フッ化物洗口剤 | エフコート<br>（第3類医薬品）<br>クリニカフッ素メディカルコート<br>（第3類医薬品） | 【特徴】<br>1日1回のブクブクうがい（すすぎ）で効果的な虫歯予防ができる洗口剤。4歳以上でブクブクうがい（すすぎ）ができれば使用できる<br>【注意】<br>少量飲んでしまったとしても中毒量に達しないため心配はないが、嘔吐や腹痛などの症状が現れた場合には、コップに1〜2杯の牛乳か水を飲み、医師か薬剤師に相談すること<br>フッ化ナトリウムによりアレルギー症状を起こしたことがある人は、再びアレルギー症状が発現する可能性があるため使用しない<br>人工歯に対しては効果がないため、自身の歯がない場合には使用しない<br>【効能効果】<br>虫歯の予防 |

（中井 用子）

# 乗り物酔い予防薬

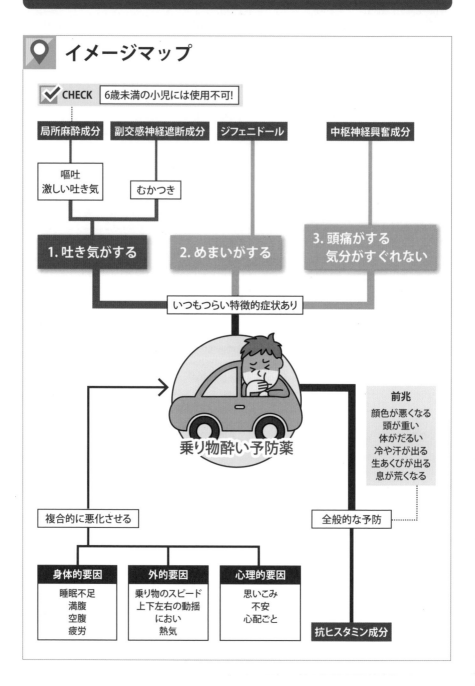

## イメージマップ

☑ CHECK | 6歳未満の小児には使用不可!

| 局所麻酔成分 | 副交感神経遮断成分 | ジフェニドール | | 中枢神経興奮成分 |

嘔吐
激しい吐き気

むかつき

**1. 吐き気がする**　　**2. めまいがする**　　**3. 頭痛がする 気分がすぐれない**

いつもつらい特徴的症状あり

乗り物酔い予防薬

**前兆**
顔色が悪くなる
頭が重い
体がだるい
冷や汗が出る
生あくびが出る
息が荒くなる

複合的に悪化させる

全般的な予防

| **身体的要因** | **外的要因** | **心理的要因** |
| --- | --- | --- |
| 睡眠不足 満腹 空腹 疲労 | 乗り物のスピード 上下左右の動揺 におい 熱気 | 思いこみ 不安 心配ごと |

**抗ヒスタミン成分**

**解説**

　乗り物酔いは、乗り物の加速や振動で、平衡感覚をつかさどる内耳の三半規管や耳石の働きが乱されて起こる一時的な自律神経失調です。今までに経験したことがない上下左右の揺れについていけず、感覚に混乱が生じて起こります。また、睡眠不足・過労などの体調不良や、「酔うかもしれない」という思い込み、不安・心配などの心理状態の影響も大きいとされています。主な症状には、頭が重い、生あくびが出る、めまいがする、冷や汗が出る、胃がムカムカするなどがあり、悪化すると吐き気・嘔吐が見られます。

　乗り物酔い予防薬には、延髄の嘔吐中枢を抑制する抗ヒスタミン成分が主に用いられます。持続性があり比較的眠くなりにくいメクリジン塩酸塩、即効性に優れているが眠くなりやすいジメンヒドリナートやジフェンヒドラミンなどがあります。抗ヒスタミン成分を中心にして、商品により副交感神経遮断成分、局所麻酔成分、中枢神経興奮成分、ビタミンなどが配合されています。剤形は、錠剤やカプセル、チュアブル錠、液剤などがあり、チュアブル錠は携帯に便利で、フルーツ味にするなど飲みやすく工夫されています。3歳以上5歳未満には、のどにつかえる心配があるため液剤がお勧めです。

## 1. 吐き気がする

　むかつきや吐き気を抑える作用のある副交感神経遮断成分のスコポラミン臭化水素酸塩水和物を含むものを選ぶとよいでしょう。さらに症状のつらい人には、局所麻酔成分のアミノ安息香酸エチルを含むものがお勧めです。胃粘膜の知覚神経を麻痺させて吐き気を抑える効果に優れています。

## 2. めまいがする

　抗めまい成分のジフェニドール塩酸塩を含むものがよいでしょう。乗り物酔いを起こしたあとでも効果があり、眠気は出にくいとされています。

## 3. 頭痛がする、気分がすぐれない

　無水カフェインやジプロフィリンなどの中枢神経興奮成分を含むものがよいでしょう。脳血管に作用して頭痛を鎮めます。また、乗り物酔いの原因となる異常な感覚入力を抑制し、気分をすっきりさせます。

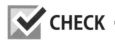 **CHECK** ･････････････････････････

● **6歳未満の小児には使用不可！**

　6歳未満の小児には、局所麻酔成分のアミノ安息香酸エチルを含む商品は、メトヘモグロビン血症の副作用が報告されているため使用することはできません。

 ## 販売前に確認

● **前立腺肥大症（男性のみ）、又は緑内障ではありませんか？**　（付表3-Ⓓ, Ⓔ）

　スコポラミン臭化水素酸塩水和物や抗ヒスタミン成分などを含有する商品は尿が出にくくなったり、眼圧が上昇する可能性があります。

● **かぜ薬、鼻炎薬、咳止め薬、睡眠改善薬などを飲んでいませんか？**　（付表2-①）

　クロルフェニラミンマレイン酸塩などを含有する商品と総合感冒薬や鼻炎用薬などを併用すると、抗ヒスタミン成分の重複により、眠気などの副作用が強く出ることがあります。

● **お子さまはおいくつですか？**

　乗り物酔い予防薬は3歳未満の乳幼児には使えません。3歳未満の乳幼児は自律神経が未発達であり、乗り物酔いを起こすことはほとんどないとされています。商品によって服用できる年齢が異なるため、小児の薬について相談を受けたら、年齢をきちんと確認しましょう。

 ## 生活の留意点

● **乗り物酔いを予防するために**

**車・船・飛行機などに乗る前日**：十分な睡眠をとり、空腹や過食を避け、炭酸飲料や胃にもたれるものは避けるようにしましょう。

**当日**：ゆるめの衣服を選び、揺れやにおい、熱気の少ない場所を選んで乗り物に乗りましょう。

**服用時間**：水なしで服用できるチュアブル錠など、酔ってからでも服用できるように工夫された剤形の薬もありますが、予防のためには乗り物に乗る30分〜1時間前には薬を服用しておきましょう。

**主な商品・特徴**

| 分類 | | 主な商品名（例） | 特徴・注意・効能効果 |
|---|---|---|---|
| 抗ヒスタミン成分 | クロルフェニラミンマレイン酸塩配合製剤 | ①センパアプチベリー（第2類医薬品）②トラベルミンチュロップ（第2類医薬品） | 【特徴】①直径6mmの小型のチュアブル錠。いちご風味。3歳から服用できる②服用しやすいドロップタイプ。ぶどう味とレモン味。比較的眠気の出にくい*d*-クロルフェニラミンマレイン酸塩を配合。服用するときは1錠ずつとし、一度に2錠を口中に入れないよう注意する。5歳から服用できる①②ともにスコポラミン臭化水素酸塩水和物配合【効能効果】乗り物酔いによるめまい・吐き気・頭痛の予防及び緩和 |
| | メクリジン塩酸塩配合製剤 | ①エアミットサットF など（指定第2類医薬品）②パンシロントラベルSP など（第2類医薬品） | 【特徴】メクリジン塩酸塩は、持続性があるが作用発現が遅いので、作用発現の早いスコポラミン臭化水素酸塩水和物を配合しているものが多い①5歳から服用できるフルーツミント味のチュアブル錠②7歳から服用できるオレンジ風味のチュアブル錠【効能効果】乗り物酔いによるめまい・吐き気・頭痛の予防及び緩和 |
| | ジフェンヒドラミンサリチル酸塩配合製剤 | トラベルミン、トラベルミン・ジュニア など（第2類医薬品） | 【特徴】ジフェンヒドラミンサリチル酸塩は、即効性があるが眠気が出やすいので、乗り物内でゆっくりと休みたい人にお勧め。ジプロフィリンも配合【効能効果】乗り物酔いによるめまい・吐き気・頭痛の予防及び緩和 |
| | 長時間持続性製剤 | ①アネロン「ニスキャップ」など（指定第2類医薬品）②トラベルミン1（第2類医薬品） | 【特徴】①マレイン酸フェニラミン配合。吐き気を抑える効果に優れたアミノ安息香酸エチルをはじめ5種類の鎮静・鎮吐成分を配合。15歳以上、1日1回②メクリジン塩酸塩、スコポラミン臭化水素酸塩水和物配合。15歳以上、1日1回、ラムネのようにさっと溶ける【効能効果】乗り物酔いによる吐き気・めまい・頭痛の予防及び緩和 |
| ジフェニドール塩酸塩配合製剤 | | トラベルミンR（第2類医薬品） | 【特徴】眠気が比較的少なく、酔ってからでも効く成分を配合【注意】医療用のトラベルミン®錠は内耳障害に基づくめまいに用いられるが、OTC薬の効能効果は乗り物酔いによるめまい・吐き気・頭痛の予防及び緩和に限られる【効能効果】乗り物酔いによるめまい・吐き気・頭痛の予防及び緩和 |

（中井 用子）

# 睡眠改善薬

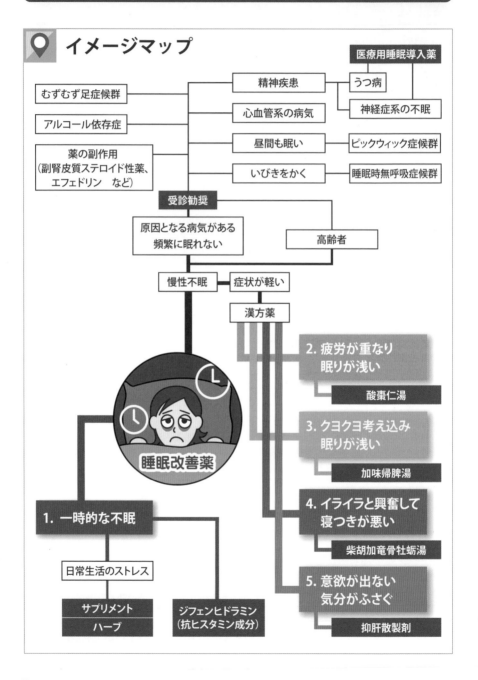

イメージマップ

- むずむず足症候群
- アルコール依存症
- 薬の副作用
  （副腎皮質ステロイド性薬、
  　エフェドリン　など）

- 精神疾患
- 心血管系の病気
- 昼間も眠い
- いびきをかく

- うつ病
- 神経症系の不眠

医療用睡眠導入薬

- ピックウィック症候群
- 睡眠時無呼吸症候群

受診勧奨

原因となる病気がある
頻繁に眠れない

高齢者

慢性不眠　症状が軽い

漢方薬

睡眠改善薬

2. 疲労が重なり
　眠りが浅い
　　　酸棗仁湯

3. クヨクヨ考え込み
　眠りが浅い
　　　加味帰脾湯

4. イライラと興奮して
　寝つきが悪い
　　　柴胡加竜骨牡蛎湯

5. 意欲が出ない
　気分がふさぐ
　　　抑肝散製剤

1. 一時的な不眠

日常生活のストレス

サプリメント
ハーブ

ジフェンヒドラミン
（抗ヒスタミン成分）

解説

　ストレスがたまりやすい現代社会では、不眠に悩む人も増えています。不眠の主な症状は、寝つきが悪い、眠りが浅い、早く目が覚めるなどで、原因となる病気（うつ病や心血管系の病気など）がなく、症状が軽くて一時的な場合にはOTC薬を勧めることができます。

## 1. 一時的な不眠

　日常生活のストレスや心配ごとで一時的に眠れない場合には、即効性のある抗ヒスタミン成分のジフェンヒドラミン塩酸塩が含まれている薬がよいでしょう。一時的な不眠とは、精神疾患等病的な原因のない人が経験する一過性の不眠のことで、その持続期間は数日間で、1週間を超えない範囲の不眠のことをいいます。

## 2. 疲労が重なり眠りが浅い

　心身の疲労が原因で眠りが浅いなど、軽度の不眠の場合には、漢方薬の酸棗仁湯がよいでしょう。穏やかな催眠・鎮静作用があります。

## 3. クヨクヨ考え込み眠りが浅い

　些細なことで傷つきやすくクヨクヨ考え込んでしまう人で、胃腸が弱く疲れやすい、夢をよく見て眠りが浅くすぐに目が覚めてしまうといった場合には、漢方薬の加味帰脾湯がお勧めです。胃腸の働きを改善し、眠るための体力を回復させる効果があるので、加齢に伴い眠りが浅くなった人や体が弱い人に適しています。

## 4. イライラと興奮して寝つきが悪い

　ストレスを感じやすくカーッと頭に血が上ったようにイライラし、興奮して寝つきが悪いといった場合には、漢方薬の柴胡加竜骨牡蛎湯がお勧めです。緊張からくる精神の興奮を鎮める作用があります。

## 5. 意欲が出ない、気分がふさぐ

　神経が高ぶり、気分がふさいでしまう人で、寝つきが悪く目覚めやすい場合に

は、漢方薬の抑肝散製剤がお勧めです。自律神経の乱れを整え、神経を穏やかにし、自然でぐっすりとした眠りをもたらします。

 ## 販売前に確認

●いびきをかいていませんか？
　睡眠時無呼吸症候群の可能性があります。この場合には、呼吸が止まるたびに目を覚まして眠りが浅くなり、睡眠不足を感じる場合が多いので受診勧奨しましょう。

●かぜ薬、鼻炎薬、咳止め薬などを飲んでいませんか？
　ジフェンヒドラミン塩酸塩を含有する商品と総合感冒薬や鼻炎用薬などを併用すると、抗ヒスタミン成分の重複により、眠気などの副作用が強く出ることがあります。

●同じお薬を繰り返し購入していませんか？
　ジフェンヒドラミン塩酸塩を含有する商品を長期にわたって連用してはいけません。繰り返し何度も購入している場合には、重要な疾患を見逃すおそれもあるので受診勧奨しましょう。

 ## 生活の留意点

●質のよい睡眠のために
**食事・運動**：規則正しい食事と適度な運動が大切です。夕食後はカフェインの摂取を控えましょう。また、眠るために多量のアルコールをとると、かえって睡眠の質を悪くします。
**昼寝**：夕方以降の昼寝は夜の睡眠に悪影響を及ぼします。昼寝をするのなら午後3時前に、20〜30分の短時間にするようにしましょう。
**起床時間**：起床時間がバラバラだと睡眠リズムが安定しません。目が覚めたらカーテンを開けて日光を取り入れて、体内時計をリセットさせましょう。
**睡眠時間**：睡眠時間は人それぞれです。年齢を重ねると睡眠時間は短くなるのが普通であって、8時間にこだわらなくても、日中は元気にはつらつと過ごせていれば問題ありません。

主な商品・特徴

| 分類 | 主な商品名（例） | 特徴・注意・効能効果 |
|---|---|---|
| ジフェンヒドラミン塩酸塩（抗ヒスタミン薬） | グ・スリー P、ドリエル、ネオデイ　など（指定第2類医薬品） | 【特徴】<br>中枢神経を抑制し、眠気をもよおす<br>【注意】<br>妊婦又は妊娠の可能性がある人、15歳未満の小児、日常的に不眠の人、不眠症の診断を受けた人は服用できない<br>翌日まで眠気が続いたり、だるさを感じる場合は、これらの症状が消えるまで乗り物又は機械類の運転操作をしない<br>連用しない<br>【効能効果】<br>一時的な不眠の次の症状の緩和：寝つきが悪い、眠りが浅い |
| 酸棗仁湯 | 漢方ナイトミン、ホスロールS　など（第2類医薬品） | 【特徴】<br>サンソウニン、チモ、センキュウ、ブクリョウ、カンゾウの5種類の生薬からなる漢方薬<br>【効能効果】<br>体力中等度以下で、心身が疲れ、精神不安、不眠などがあるものの次の諸症：不眠症、神経症 |
| 加味帰脾湯 | ユクリズム、加味帰脾湯エキス顆粒クラシエ　など（第2類医薬品） | 【特徴】<br>オンジ、サンソウニン、ニンジン、オウギ、カンゾウなど、14種類の生薬からなる漢方薬<br>【効能効果】<br>体力中等度以下で、心身が疲れ、血色が悪く、時に熱感を伴うものの次の諸症：貧血、不眠症、精神不安、神経症 |
| 柴胡加竜骨牡蛎湯 | 「クラシエ」漢方柴胡加竜骨牡蛎湯エキス顆粒、ツムラ漢方柴胡加竜骨牡蛎湯エキス顆粒　など（第2類医薬品） | 【特徴】<br>サイコ、ボレイ、リュウコツなど、10 〜 11種類の生薬からなる漢方薬<br>【効能効果】<br>体力中等度以上で、精神不安があって、動悸、不眠、便秘などを伴う次の諸症：高血圧の随伴症状（動悸、不安、不眠）、神経症、更年期神経症、小児夜泣き、便秘 |
| 抑肝散製剤 | ①アロパノールなど（第2類医薬品）②「クラシエ」漢方抑肝散加芍薬黄連錠（第2類医薬品） | 【特徴】<br>①チョウトウコウ、サイコ、カンゾウなどの7種類の生薬からなる漢方薬、錠剤・顆粒・内服液がある<br>②漢方薬の抑肝散にシャクヤクとオウレンを加え、緊張・興奮で眠れない人への効果を高めている<br>【効能効果】<br>①②体力中等度以上をめやすとして、神経の高ぶりが強く、怒りやすい、イライラなどがあるものの次の諸症：神経症、不眠症、小児夜泣き、小児疳症（神経過敏）、歯ぎしり、更年期障害、血の道症 |

（中井　用子）

# 漢方薬

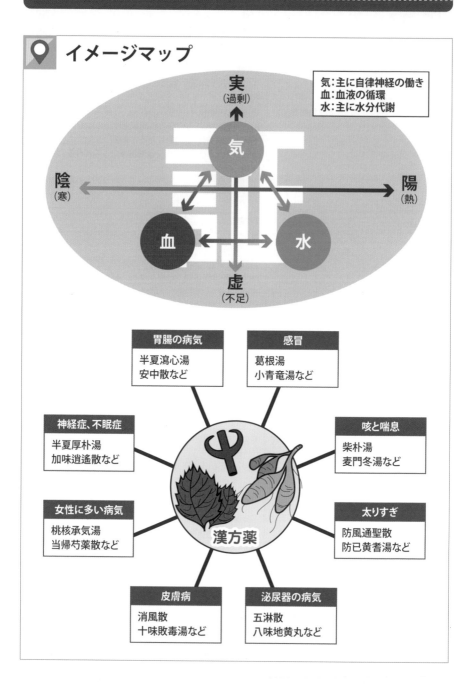

実
（過剰）

気：主に自律神経の働き
血：血液の循環
水：主に水分代謝

気

陰
（寒）

陽
（熱）

血　　水

虚
（不足）

**胃腸の病気**
半夏瀉心湯
安中散など

**感冒**
葛根湯
小青竜湯など

**神経症、不眠症**
半夏厚朴湯
加味逍遙散など

**咳と喘息**
柴朴湯
麦門冬湯など

**女性に多い病気**
桃核承気湯
当帰芍薬散など

漢方薬

**太りすぎ**
防風通聖散
防已黄耆湯など

**皮膚病**
消風散
十味敗毒湯など

**泌尿器の病気**
五淋散
八味地黄丸など

## 解説

　漢方薬は顧客の証（状態）を判断して使用します。陰陽虚実とは、「実」は気血水の過剰状態であり、「虚」は不足を表します。また、「陽」は体が熱く、「陰」は寒い状態を表します。漢方医学では、病気と健康をはっきり区別するのではなく、体の状態のだいたいの位置を参考に、患者に合った漢方薬を探します。なるべく中心の健康状態に近づけるような漢方薬を選択することが重要です。

　イメージマップの下の図はどのような疾患に漢方薬が対応しているかを表しています。胃腸や泌尿器の病気、感冒など漢方薬が得意とする分野を示しました。疾患ごとによく使用される漢方薬を記しましたが、これ以外にも数多くの漢方薬があるので少しずつ勉強していきましょう。

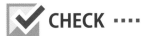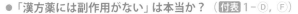

● 「漢方薬には副作用がない」は本当か？　（付表1-Ⓓ, Ⓕ）

　これは間違いです。漢方薬は薬であるため、間違った服用を行えば副作用症状が発現します。例えば、漢方薬に含まれる成分のサイコは肝機能障害を起こす副作用が報告されています。その他の成分も発疹や間質性肺炎（小柴胡湯など）、偽アルドステロン症（芍薬甘草湯など）といったさまざまな副作用を起こすことがあります。

## 販売前に確認

● 治療中の病気はありませんか？　（付表1-Ⓕ）

　漢方薬も他の医薬品との相互作用があります。医師の診断を受け、投薬をされている場合には、必ずどのような薬を服用しているのかを確認しましょう。特に、小柴胡湯とインターフェロン製剤との相互作用で間質性肺炎が誘発されやすくなるなど、注意すべき相互作用を押さえておくことが不可欠です。

● 妊娠していますか？　　妊娠の可能性はありますか？

　漢方薬の成分の中には、胎児に対して影響があるもの（ダイオウ、トウニン、ブシなど）があります。特に妊娠6 ～ 11週は漢方薬といえども服用を控えるようにしましょう。

## ♥ 生活の留意点

● 漢方薬の服用方法

　漢方薬には○○湯という名前があるとおり、そもそもお茶として飲む習慣がありました。そのため、水又は白湯に溶かして飲むことが基本です。しかし時間的な余裕がないときには、普通の粉薬と同様に水又は白湯で服用します。お茶で服用すると漢方薬の味が悪くなってかえって飲みにくくなることや、お茶の成分との相互作用などの問題があります。

　また、食前や食間（食事と食事の間）の空腹時に飲むようにすると、効き目をよくすることができます。

● 漢方薬の保管方法

　漢方薬は特に高温多湿を嫌います。また直射日光を避けて保存してください。顧客から「冷蔵庫に保管してよいか」と聞かれることがあります。確かに冷蔵庫に保管している間は乾燥してよいのですが、冷蔵庫から出したとたんに結露して、湿ることがあります。密閉性の高い缶やパックに乾燥剤を入れて保管するのがよいでしょう。

##  主な商品・特徴

　症状別に主に使われる漢方薬を記しました。これはほんの一例です。他にも数多く漢方薬がありますので、専門書でよく勉強して下さい。

| 分類 | 主な品名 | 症状 |
|---|---|---|
| 神経症、不眠症 | 半夏厚朴湯 | のどがイガイガして、よく咳払いをする方。緊張が強いため、のどに異物感がある。<br>うすい痰が出るため、いつも咳払いをする癖がある。大勢の人の前で話したり、壇上に立つと手足がふるえる。 |
| | 加味逍遙散 | 神経を使うために、何となくイライラする方。神経を使い過ぎ、イライラがあるために、相手の話も聞かずに、一方的に自分からペラペラとしゃべりまくるタイプ。<br>イライラすると度々トイレに行く方にも。 |
| 女性に多い病気 | 桃核承気湯 | 女性の便秘に。月経前にイライラしやすい方。月経前に激しいイライラがあり、頂点に達するもの。腰から下の冷えと同時に上半身はのぼせが目立ち、便秘や頻尿を呈する。 |
| | 当帰芍薬散 | 冷え症の女性に。むくみやすく、月経不順のある方。<br>冷え症できゃしゃに見えるが、足が太くお尻が大きい女性が多い。冷えると小便の回数、又は量が増える。小便が減る場合にはからだがむくみ、下腹部や腰の痛みを訴える。妊婦の保健薬として。 |

| 分類 | 主な品名 | 症状 |
|---|---|---|
| 胃腸の病気 | 半夏瀉心湯 | 口臭が気になり、お腹がゴロゴロ鳴る方の下痢に。<br>のどが渇いたり口臭があり、お腹はゴロゴロ鳴って下痢をしたり、軟便である。このタイプの胃炎や、二日酔で顔が赤くのぼせる方に。 |
| | 安中散 | 冷たいものの飲み過ぎ、食べ過ぎによる胃痛に。<br>冷え症（手足が冷える）の方で、冷たいもののとりすぎによって胃痛、腹痛を訴えるものによい。 |
| 太りすぎ | 防風通聖散 | 脂肪太りの肥満に。便秘し、尿量が減少する方。<br>胃腸に熱があるために、口が渇いて食欲もでる。よく飲み食いするがその割に排泄が伴わないタイプの肥満に。 |
| | 防巳黄耆湯 | 汗かきで、からだやヒザが重だるい方。<br>じっとしていても汗をかく。水毒（水分代謝障害）により、実際よりからだが重く感じ、だるい。いわゆる水太りタイプの肥満に。 |
| 感冒 | 葛根湯 | かぜの初期に。普段食欲が旺盛で肩がこる方。かぜのひき始めに用いる漢方薬。両肩に人が乗ったような上から押え込まれたような感じの肩こりにもよい。 |
| | 小青竜湯 | 水のような薄い鼻水と痰、あるいは咳が出る方。<br>薄い鼻水、薄い痰、咳、あるいは顔のむくみなどの症状を伴うかぜの初期。 |
| 咳と喘息 | 柴朴湯 | 喘息の体質改善に。何となく不安感がある方。イライラする方で痰があり、息切れするもの。一般に喘息の発作がおさまっている時に用いる。 |
| | 麦門冬湯 | のどがカサカサして渇き、咳込んで、時に少量の粘い痰の出る方。<br>気道が乾燥してのどが渇き、痰が切れにくい。粘い痰のため、咳込んで顔が赤くなる。 |
| 泌尿器の病気 | 五淋散 | 急性の膀胱炎に。排尿痛があり尿色の濃い方。膀胱炎、尿道炎の代表薬。熱（炎症）のため、のどが渇き、抗生物質などを飲むと、細菌がなくなり良くなるが、患部に不快感が残ったり、またしばらくすると再発するもの。 |
| | 八味地黄丸 | 腰から下が冷えて重だるく、夜間排尿のある方。<br>腰から下が冷えて重だるく疲れやすい。<br>冷えのため、夜間たびたびトイレに行く。 |
| 皮膚病 | 消風散 | 湿疹に。赤みがあり、かゆみの強い方。<br>全身のあちこちに湿疹が出て、患部がベタベタ（湿性）したり、熱をもって赤くなったり、かゆみが強いもの。 |
| | 十味敗毒湯 | 患部の赤みが強く、化膿しやすいじんま疹、急性湿疹に。<br>患部が熱をもって赤くなったり、化膿したりするもの。比較的急性のもので、全身に広がるじんま疹にも。 |

（資料提供　小太郎漢方製薬）

（上村　直樹）

# その他①（ニコチン薬）

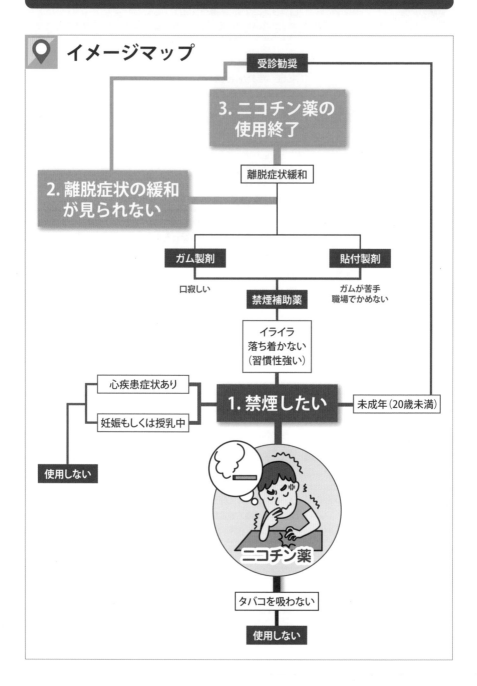

**イメージマップ**

受診勧奨

3. ニコチン薬の
使用終了

離脱症状緩和

2. 離脱症状の緩和
が見られない

ガム製剤　　　　　　　　　貼付製剤

口寂しい　　　　　　　　　ガムが苦手
　　　　　　　　　　　　　職場でかめない

禁煙補助薬

イライラ
落ち着かない
（習慣性強い）

心疾患症状あり

1. 禁煙したい　　　未成年（20歳未満）

妊娠もしくは授乳中

使用しない

ニコチン薬

タバコを吸わない

使用しない

**解説**

　禁煙補助薬であるニコチン薬には、ガム製剤と貼付製剤の2種類があり、使用者の生活環境や喫煙頻度を考慮して、適切な剤形を判断しなければなりません。

## 1. 禁煙したい

　禁煙したいという強い希望をもっている場合には、喫煙の頻度や状況を考慮して剤形を選択します。ニコチン薬には、貼付製剤とガム製剤の2種があります。ガムが苦手、職場環境の都合でガムをかみにくい、誰にも気づかれず禁煙したいといったケースでは、貼付製剤を勧めます。ガム製剤は、口寂しさからつい喫煙をしてしまう人、目覚めの一服が習慣になっているというような場合に勧めましょう。ニコチン薬を販売するにあたっては、きちんと使用法を伝えなければなりません。

## 2. 離脱症状の緩和が見られない

　ニコチンの離脱症状が改善しない場合には、禁煙の意志を確認のうえ、医師への受診勧奨を行いましょう。

## 3. ニコチン薬の使用終了

　ニコチン薬の使用量が、ガム製剤の場合で1日1個に減ったときには、思い切って使用を終了してみましょう。もし口寂しいようであれば普通のガムをかんだり、冷たい水を飲んでみましょう。

## 販売前に確認

● 喫煙者ですか？

　喫煙者本人かどうかを必ず確認しましょう。原則として習慣性の喫煙者に使用するため、非喫煙者には使用しません。20歳未満の若年者の場合は医師への受診を勧めましょう。

●妊娠もしくは授乳中ですか？　（付表2-Ⓗ）

　妊婦又は妊娠の可能性がある女性には使用できません。また、ニコチンの母乳中移行により乳児に影響が出ることが考えられるため、授乳中の女性も使用できません。

●心臓に何か疾患がありますか？

　直近3ヶ月以内に心筋梗塞の発作を経験している人、重い狭心症と診断されている場合には、使用できません。

●他に何か薬を服用していますか？　（付表4-Ⓑ）

　喫煙者は、喫煙により肝薬物代謝酵素が誘導されています。喫煙を中止すると代謝が低下することがあるため、服用中の薬による相互作用に注意しなければなりません。テオフィリン、カフェイン、フロセミドなどは作用が増強するおそれがあるため、服用している薬の有無を確認する必要があります。

 ## 生活の留意点

●ニコチン薬を服用するにあたって

**摂取量**：ニコチン過量摂取のおそれがあるため、指示された摂取量を守りましょう。ガム製剤は1回1個、貼付製剤は1日1枚です。

**使用中止**：次のような症状が現れた場合には、使用を中止しましょう。また、中止後も症状が治らない場合には、医師又は薬剤師に相談しましょう。

| 関係部位 | 症状 |
|---|---|
| 口・のど | 口内炎、のどの痛み |
| 消化器 | 吐き気、嘔吐、腹部不快感、胸やけ、食欲不振、下痢 |
| 皮膚 | 発疹・発赤、かゆみ |
| 精神神経系 | 頭痛、めまい、思考減退、眠気 |
| 循環器 | 動悸 |
| その他 | 胸部不快感、胸部刺激感、顔面潮紅、顔面浮腫、気分不良 |

（出典　ニコレット添付文書）

**使用期間**：漫然と使用するのではなく、決められた使用期間を守りましょう。ガム製剤は 3 ヶ月をめどとし、貼付製剤は連続して 8 週、ガム製剤は 6 ヶ月を超えて使用しないで下さい。

**吸いたくなったら**：禁煙開始後しばらく経過すると、無性にたばこを吸いたくなることがあります。その際には、気分転換を図る、喫煙者の近くには寄らない、スポーツや趣味などに取り組む、家族や友人などに禁煙を開始したことを知らせて応援してもらうなど、気持ちを新たにし、禁煙を成功させましょう。

 ## 主な商品・特徴

| 分類 | 主な商品名（例） | 特徴・注意・効能効果 |
|---|---|---|
| 貼付製剤 | ニコチネルパッチ 10 など<br>（第 1 類医薬品） | 【特徴】<br>貼付剤であり、起床時に 1 日 1 回使用する<br>【注意】<br>一度に 2 枚以上貼付しない<br>貼付したまま就寝しない＊<br>【効能効果】<br>禁煙時のイライラ・集中困難・落ち着かないなどの症状の緩和（ニコチン離脱症状を和らげ、禁煙に導く） |
| ガム製剤 | ニコレット、<br>ニコレット・ミント、<br>ニコチネルミント　など<br>（指定第 2 類医薬品） | 【特徴】<br>ガム製剤であり、1 回量を簡単に使用することができる<br>【注意】<br>特殊な咀しゃく方法をきちんと伝える<br>あごの関節に障害のある場合は使用させない<br>【効能効果】<br>貼付製剤と同様 |

＊　医療用製剤は 24 時間貼布するが、OTC 製剤は不眠等を避けるため就寝前に剥がす。

（伊集院　一成）

# その他②（発毛薬）

## 📍 イメージマップ

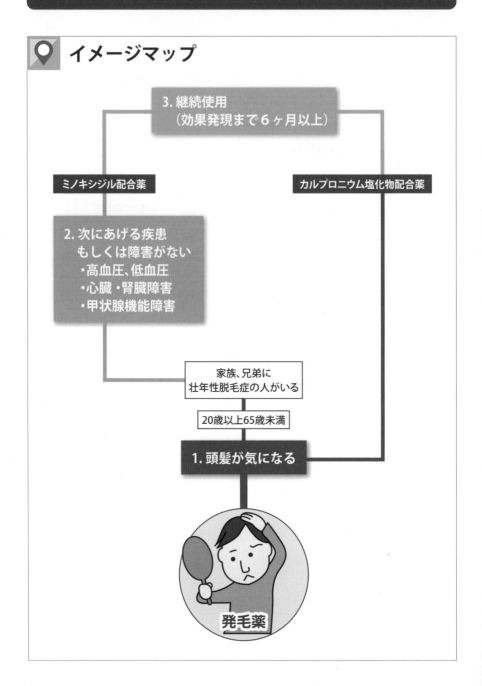

3. 継続使用
（効果発現まで6ヶ月以上）

ミノキシジル配合薬

カルプロニウム塩化物配合薬

2. 次にあげる疾患
　もしくは障害がない
・高血圧、低血圧
・心臓・腎臓障害
・甲状腺機能障害

家族、兄弟に
壮年性脱毛症の人がいる

20歳以上65歳未満

1. 頭髪が気になる

発毛薬

解説

　発毛薬には、医薬品以外の製品も多数ありますが、一般用医薬品として認められている発毛薬を販売する際には、きちんと説明して販売しなければなりません。

## 1. 頭髪が気になる

「頭髪が気になる」という相談を受けた場合、各メーカーが作成しているセルフチェックシートなどを用いて、その製品を使用することができるかどうかを確認しなければなりません。

## 2. 次にあげる疾患もしくは障害がない

　第1類医薬品であるミノキシジル配合薬を販売する際には、避けるべき疾患や障害の有無を確認してから販売する必要があります。

## 3. 継続使用（効果発現まで6ヶ月以上）

　発毛薬は使用後すぐに効果が出るわけではなく、少なくとも6ヶ月以上継続して様子を見ることが必要です。「効果がない」と早急に判断をして中止してしまうのではなく、継続使用を意識させることが重要です。

 販売前に確認

〈ミノキシジル配合薬のとき〉

● 20歳以上ですか？

　20歳未満には国内での使用経験がありません。

● 家族に壮年性脱毛症の人がいますか？

　壮年性脱毛症でのみ有効です。

- **65歳以上ですか？**

  一般に高齢者では好ましくない症状が発現しやすくなります。

- **次にあげる疾患もしくは障害の診断を受けていますか？**

  高血圧、低血圧：血圧に影響を及ぼす可能性があります。

  心臓・腎臓障害：心臓や腎臓に影響を及ぼす可能性があります。

  甲状腺機能障害（甲状腺機能低下症、甲状腺機能亢進症）：甲状腺疾患による脱毛の可能性があります。

- **使用するのは本人ですか（性別の確認）？**

  女性には「リアップリジェンヌ」を勧めます。

 # 生活の留意点

- **発毛薬を使用するにあたって**

**併用しない：** 他の発毛薬及び外用薬（軟膏、液剤など）と一緒に使用するのは避けましょう。

**相談：** 6ヶ月〜1年間使用して、脱毛状態や抜け毛の程度などの症状で改善が見られない場合には使用を中止し、医師又は薬剤師に相談しましょう。

**継続使用：** 効果がわかるようになるまで、少なくとも4〜6ヶ月間、毎日使用しましょう。

**使用時期：** 頭皮が清潔な状態で使用しましょう。例えば、洗髪後に頭皮マッサージなどを行い、頭皮が十分乾いた状態で使用します。

- **頭髪に必要な栄養を十分にとりましょう**

  髪に欠かせない栄養素：タンパク質（肉類、魚介類）、ビタミン・ミネラル（野菜類、海藻類、レバー、アサリなど）を積極的にとりましょう。

# 主な商品・特徴

| 分類 | 主な商品名（例） | 特徴・注意・効能効果 |
|---|---|---|
| ミノキシジル配合薬 | ①リアップ X5 プラス、スカルプ D メディカルミノキ 5（第 1 類医薬品）②リアップジェット、リアップリジェンヌ（第 1 類医薬品） | 【特徴】<br>有効成分ミノキシジルを配合した、壮年性脱毛症における発毛薬<br>【注意】<br>用法用量の範囲より多量に使用しても、あるいは頻繁に使用しても効果は上がらないため、定められた用法用量を厳守する（決められた以上に多く使用しても、効果の増加はほとんどなく、副作用の発現する可能性が高くなる）<br>女性にはリアップリジェンヌを使用する<br>毛髪が成長するには時間がかかるため、効果がわかるようになるまで少なくとも①は 4 ヶ月、②は 6 ヶ月間、毎日使用する（本剤の有効性は①は 4 ヶ月、②は 6 ヶ月使用後から認められている）<br>【効能効果】<br>壮年性脱毛症における発毛、育毛及び脱毛（抜け毛）の進行予防 |
| カルプロニウム塩化物配合薬 | ①カロヤン S（第 2 類医薬品）②カロヤンプログレ EX など（第 3 類医薬品） | 【特徴】<br>主成分のカルプロニウム塩化物水和物が頭皮や毛根における血管を拡張することで発毛効果を高める<br>【注意】<br>①小児に使用させる場合は、保護者の指導監督のもとに使用する<br>【効能効果】<br>発毛促進、育毛、脱毛の予防、壮年性脱毛症、薄毛、ふけ、かゆみ、病後・産後の脱毛、粃糠性脱毛症、円形脱毛症、びまん性脱毛症 |

（伊集院 一成）

# その他③（月経前症候群治療薬）

## イメージマップ

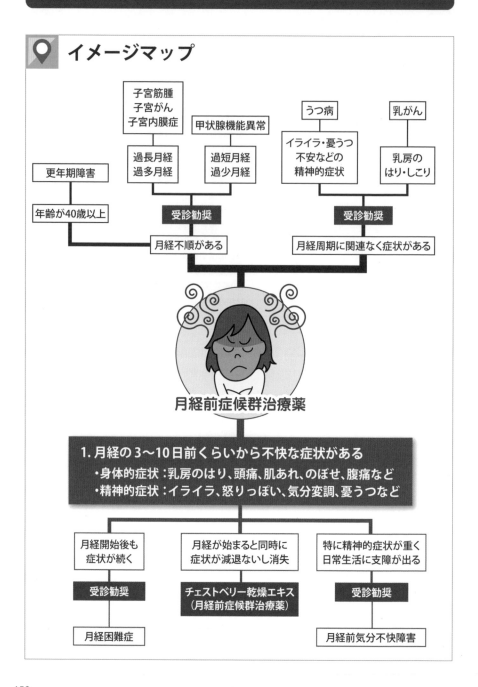

子宮筋腫
子宮がん
子宮内膜症

甲状腺機能異常

うつ病

乳がん

過長月経
過多月経

過短月経
過少月経

イライラ・憂うつ
不安などの
精神的症状

乳房の
はり・しこり

更年期障害

受診勧奨

受診勧奨

年齢が40歳以上

月経不順がある

月経周期に関連なく症状がある

月経前症候群治療薬

1. 月経の3〜10日前くらいから不快な症状がある
・身体的症状：乳房のはり、頭痛、肌あれ、のぼせ、腹痛など
・精神的症状：イライラ、怒りっぽい、気分変調、憂うつなど

月経開始後も
症状が続く

月経が始まると同時に
症状が減退ないし消失

特に精神的症状が重く
日常生活に支障が出る

受診勧奨

チェストベリー乾燥エキス
（月経前症候群治療薬）

受診勧奨

月経困難症

月経前気分不快障害

## 解説

### 1. 月経の3〜10日前くらいから不快な症状がある

　月経前症候群とは、月経が始まる3〜10日前くらいから起こるイライラや、怒りっぽい、腹痛、頭痛、乳房のはりなどの精神的又は身体的に不快な症状のことで、通常は月経が始まると症状は減退ないし消失します（**図1**）。黄体期の女性ホルモン（エストロゲンとプロゲステロン）の急激な変化が関係していると考えられていますが、はっきりした原因はまだわかっていません。生殖可能な年齢の女性の70〜80%が月経前になんらかの症状があるといわれ、多くの女性が月経前症候群で悩みをかかえています。症状には個人差がありますが、20代は乳房のはり、下腹部痛や頭痛など、身体的症状が強く出る傾向にあり、30代は身体的症状に加えて、精神的に不安定になる、攻撃的になるなど、精神的症状が顕著になる傾向があるようです（**表1**）。

**図1　月経周期・女性ホルモンの分泌と月経前症候群の関連**

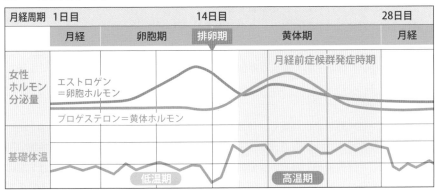

ゼリア新薬工業 ウェブサイトより転載（http://prefemin.jp 2018年1月閲覧）

**表1　月経前症候群の症状**

- **身体的な症状**
  頭痛・腰痛・腹部のはり・乳房のはりと痛み・食欲の変化・便秘・動悸・発汗・めまい・あざができやすい・疲労・のぼせ・不眠・関節痛・筋肉痛・吐き気・嘔吐・手足のしびれ・肌あれ・にきび・手足のむくみ・体重増加　など
- **精神的な症状**
  イライラ・怒りっぽい・興奮・不安・憂うつ・無気力・集中力の低下　など

OTC薬で月経前症候群に対応する場合には、チェストベリー乾燥エキスを含む商品を勧めます。チェストベリーは地中海沿岸地域などに自生するチェストツリーの果実で、さまざまな婦人科疾患の治療に伝統的に使われてきた西洋ハーブです。チェストツリーは、ドパミン受容体を刺激して女性ホルモンの分泌に影響するプロラクチンというホルモンの分泌を抑えることにより、女性ホルモン（エストロゲンとプロゲステロン）のバランスを整えると考えられています。毎日服用する薬ですので、飲み忘れを防止するために服用しやすい時間を定め、毎日決まった時間に服用するようにしましょう。月経開始直後から飲み始めた場合、1ヶ月程度で症状の改善を自覚できる可能性が高いとされています。

 ## 販売前に確認

● **症状は月経開始前に始まり、月経開始とともになくなりますか？**

　月経が始まっても症状が続いたり、月経周期に関連なく症状が見られたりする場合には、他の疾患の可能性がありますので受診を勧めましょう。

● **うつ病の診断を受けたことがありますか？**
　**月経周期に関連なく乳房のはり・しこりがありますか？**
　**月経不順はありますか？**

　上記3つのいずれかに当てはまる場合には、他の疾患の可能性がありますので受診を勧めましょう。

● **身体的又は精神的な症状が重く、日常生活に著しい支障が生じていませんか？**

　月経前症候群の症状が重度で日常生活に著しい支障が生じている状態を月経前気分不快障害といい、医療機関での治療が必要になります。また、特に症状が重い場合や急に症状がつらくなった場合には、子宮内膜症などの疾患がかくれている可能性もありますので受診を勧めましょう。

● **授乳中ではありませんか？**
　**本剤又はチェストベリーによりアレルギー症状を起こしたことはありませんか？**

　授乳中の方やチェストベリーにアレルギーがある方は服用できません。

## 生活の留意点

● 症状の緩和のために

生活習慣の改善によっても症状の緩和が期待されます。

**ストレス**：ストレスをため込まないようにリラックスを心がけましょう。

**食事**：アルコール・塩分・カフェインの摂取を控え、バランスの良い食事をとりましょう。

**運動**：有酸素運動は月経前症候群の症状を和らげるといわれています。軽い運動（有酸素運動）をするようにしましょう。

**喫煙**：喫煙は血行を悪くし、ホルモンバランスを崩してしまいます。禁煙を勧めましょう。

## 主な商品・特徴

| 分類 | 主な商品名（例） | 特徴・注意・効能効果 |
|---|---|---|
| チェストベリー乾燥エキス | プレフェミン（要指導医薬品） | 【特徴】<br>OTC薬ではただ1つの月経前症候群治療薬<br>成人女性（18歳以上）1回1錠、1日1回服用する<br>【注意】<br>1ヶ月程度服用しても症状が良くならない場合や症状の改善がみられても3ヶ月を超えて服用する場合は、医師に相談のうえ服用する<br>妊娠中の安全性については確立されていない。服用している途中で妊娠に気がついたらただちに服用を中止する<br>【効能効果】<br>月経前の次の諸症状（月経前症候群）の緩和：<br>乳房のはり、頭痛、イライラ、怒りっぽい、気分変調 |

（中井 用子）

# スポーツファーマシストになってみませんか？

「スポーツファーマシスト」という言葉を聞いたことがない人でも、「ドーピング」という言葉は聞いたことがあると思います。ドーピングとはスポーツの世界において、その競技能力を増幅させる可能性がある手段（薬物あるいは方法）を不正に使用することです。ドーピングはフェアプレーの精神に反するとして、世界のスポーツ界全体で禁止されており、スポーツ界は、アンチ・ドーピング活動（ドーピングを禁止、根絶する活動）に真摯に取り組む必要があります。この手助けをするのが、薬の専門家であるスポーツファーマシストです。

公益財団法人 日本アンチ・ドーピング機構（Japan Anti-Doping Agency：JADA）（http://www.playtruejapan.org/）は、日本薬剤師会と連携し、「公認スポーツファーマシスト認定制度」を2009年に発足させました。公認スポーツファーマシスト認定制度は、国家資格を有する薬剤師に対する、JADAの認定制度です。

スポーツファーマシストになるためには、薬剤師免許を有し、所定の講習会、試験を受け合格することが必要です。禁止物質や禁止方法は毎年1月1日に更新されます。認定後も毎年講習を受けて、認定の更新をする必要があります。

ドーピングには、薬物を使って筋肉を増強させるなど故意に行うものがあります。当然このようなドーピングを撲滅させることも大切ですが、うっかり飲んだかぜ薬や花粉症の薬、漢方薬、サプリメントなどに禁止物質が入っていて、選手生命を棒に振ってしまうこともあります。このようなドーピングを「うっかりドーピング」とよんでいます。禁止薬物の中には競技会の前だけ使用しなければ大丈夫なものもありますが、普段の生活の中で常に使用できない薬物もたくさんあります。OTC薬の販売に携わっている薬剤師にとって、このうっかりドーピングを防ぐために適切なアドバイスをすることはとても大切な仕事です。

ドーピングが禁止されているのは、オリンピックのような国際大会だけではありません。国体や地方の競技会などでも検査が行われています。日本を代表するような選手だけでなく、スポーツを愛するすべての国民、そして未来のスポーツ選手である子どもたちにも適切な情報を提供していかなければなりません。街の薬局の薬剤師がスポーツファーマシストとしてその一翼を担うことは、社会貢献の1つであり、1人でも多くの薬剤師がスポーツファーマシストになって頂くことを願っています。

（花島 邦彦）

## ● 一般用医薬品で気をつけたい成分の例（2021年2月現在）

| 分類 | 禁止成分 | 医薬品の例 |
|---|---|---|
| 胃腸薬 | ホミカ（ストリキニーネ） | パンジアス顆粒、ワクナガ胃腸薬G |
| 便秘治療薬 肥満症改善薬 | 麻黄（防風通聖散） | コッコアポEX錠、ナイシトール85a、ナイシトールGa |
| 滋養強壮薬 | テストステロン | グローミン、トノス |
| | メチルテストステロン | オットピンS、プリズマホルモン錠 |
| | 海狗腎（カイクジン） | 日水補腎片、龍虎春 |
| | 麝香（ジャコウ） | 救命散、六神丸 |
| | 鹿茸（ロクジョウ） | ゼナF-II活力液、レオピンロイヤル、ロイヤルゴールドS |
| 小児鎮静薬 | 麝香（ジャコウ） | 宇津救命丸、樋屋奇応丸糖衣 |
| 体毛用薬 | 男性ホルモン（テストステロンなど） | ペレウス、ミクロゲン・パスタ |
| 鎮咳去痰薬 | メチルエフェドリン | エスエスブロン錠、パブロンSせき止め |
| | トリメトキノール | 新カネドリン錠、新トニン咳止め液 |
| | ヒゲナミン（南天実エキス） | 宇津こどもせきどめシロップA |
| | メトキシフェナミン | アスクロン |
| 総合感冒薬 | メチルエフェドリン | エスタックイブ、新コンタックかぜ総合、新ルルAゴールドDX |
| | プソイドエフェドリン | ベンザブロックLプレミアム |
| | 麻黄 | コルゲンコーワ液体かぜ薬、新エスタック顆粒 |
| のど飴 | 麻黄 | 浅田飴 |
| | ヒゲナミン（南天実エキス） | 南天のど飴 |
| 点眼・点鼻薬 | ナファゾリン（局所使用は可。多量使用で体内への吸収あり） | エージーノーズ アレルカットC、スマイルA、パブロン点鼻、ロートデジアイ |
| 痔疾用薬（坐薬） | 糖質コルチコイド | ボラギノールA坐剤 |
| 漢方薬 | 麻黄 | 葛根湯、小青竜湯、麻黄湯、五積散 |
| | 半夏 | 半夏厚朴湯、半夏瀉心湯、半夏白朮天麻湯 |
| | 丁子（ヒゲナミン） | 女神散、海馬補腎丸 |
| | 附子（ヒゲナミン） | 桂枝加附子湯、麻黄附子細辛湯 |
| | 細辛（ヒゲナミン） | 麻黄附子細辛湯 |
| | 呉茱萸（ヒゲナミン） | 温経湯、呉茱萸湯、延年半夏湯 |

※生薬由来成分が配合されている鉄欠乏性貧血薬にも注意が必要
※禁止薬物は毎年更新される。またOTC薬は類似名称で成分の異なるものが次々と発売されるので、その都度しっかり確認することが重要である

# その他④（生活習慣病治療薬）

イメージマップ

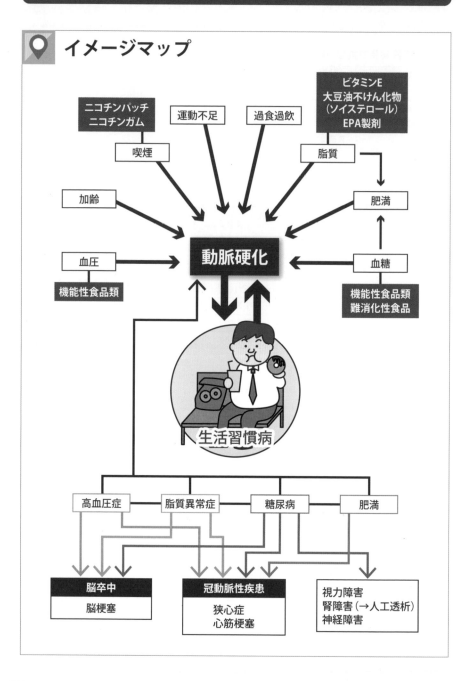

ニコチンパッチ
ニコチンガム

運動不足

過食過飲

ビタミンE
大豆油不けん化物
（ソイステロール）
EPA製剤

喫煙

脂質

加齢

肥満

血圧

動脈硬化

血糖

機能性食品類

機能性食品類
難消化性食品

生活習慣病

高血圧症　　脂質異常症　　糖尿病　　肥満

脳卒中
脳梗塞

冠動脈性疾患
狭心症
心筋梗塞

視力障害
腎障害（→人工透析）
神経障害

## 解説

　生活習慣病とは、食べ過ぎ、飲み過ぎ、運動不足、ストレス、喫煙など私たちの身体に好ましくない生活習慣が積み重ねられることによって引き起こされる病気の総称です。特にこの中で重要なのが、高血圧症・糖尿病・脂質異常症・肥満です。これらの疾患では、動脈硬化が進行しています。生活習慣病は、自覚症状がなく動脈硬化が静かに進行するために病気に気がつかず、突然心筋梗塞・脳梗塞などが起こってしまうのです。動脈硬化の進展を抑えるためにはその要因となるものを改善していく必要があります。

### ●脂質代謝について

　脂質は、私たちの体にとって必要なものであり、その1つであるコレステロールやリン脂質は、体の中にある60兆個の細胞膜の成分やホルモン・胆汁などの構成成分となります。また、中性脂肪（TG：トリグリセリド）は、肝臓や脂肪組織に蓄えられます。エネルギーが不足した際に、構成成分であるグリセロールと3つの遊離脂肪酸（FFA）に分解され、このFFAが活動エネルギーとして利用されます。脂質には全く水に溶けない脂質があり、血液中に溶け込むために、親水性のタンパク（＝アポタンパクという）や、リン脂質（やや親水性）などが外側を固め、内部に疎水性の脂質を包みこむ形にしています。この脂質とアポタンパクから形成されたものを、リポタンパクといい、脂質の組成・比重・粒子径により、5種類に分けられています。

　比重が小さく粒子径の大きい順に並べると、カイロミクロン（CM）、超低比重リポタンパク（VLDL）、中間比重リポタンパク（IDL）、低比重リポタンパク（LDL）、高比重リポタンパク（HDL）に分けられています（**図1**）。これらは、体内の代謝の経過により分類されたものです。

　さて、脂質の代謝は大きく3つに分けられます（**図2**）。①食事から吸収した脂質をCMの中に取り込み、エネルギー源として利用しながら肝臓に届ける経路、②肝臓で作ったVLDLを血液中に放ち、末梢細胞にエネルギー源の遊離脂肪酸を分配し、自身はIDLを経由してLDLになり、肝臓や末梢細胞にコレステロールを供給する経路、③小腸や肝臓で作られたHDLが末梢組織で過剰になったコレステロールを回収して肝臓に届ける経路です。CMがCM中間代謝産物（CMレムナント）になる過程、VLDLからIDLを経てLDLになっていく過程は、リポタンパクリパーゼ（LPL）によって、リポタンパクの内部の中性脂肪を分解して遊離脂肪酸を血液中に放出しながら、リポタンパク自身は、分解されるたびに、中性脂肪が減ってコレステロールの比率が増加して、粒子径が小さくなり比重が大きくなっていくという同じメカニズムをたどります。放出された遊離脂肪酸はエネルギー源として利用されたり、組織で皮下脂肪に作り替えられたりします。この一連の

## 図1　リポタンパクの種類と組成

|  | CM | VLDL | IDL | LDL | HDL |
|---|---|---|---|---|---|
| 比重 | <0.96 | 0.96〜1.006 | 1.006〜1.013 | 1.013〜1.063 | 1.063〜1.21 |
| 直径<br>（Å） | 800〜10,000 | 300〜750 | 220〜300 | 190〜220 | 70〜100 |
| 組織<br>（%） | 2　6　2<br>85<br>5 | 8<br>18　55<br>12<br>7 | 18　24<br>12<br>13　33 | 23　10<br>37<br>22<br>8 | 5<br>19<br>42　29<br>6 |

トリグリセリド（中性脂肪：TG）　■　エステル型コレステロール（EC）　■
遊離型コレステロール（FC）　■　リン脂質　■　タンパク質　■

## 図2　脂質代謝の経路

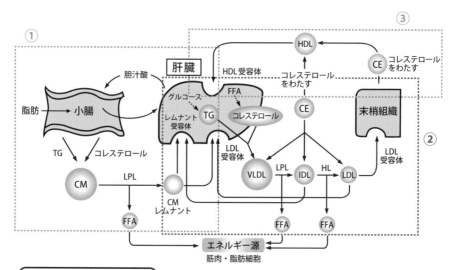

トリグリセリド（中性脂肪：TG）
グリセロール　・グリセロールに脂肪酸
が3つ結合したもの
（・・）は脂肪酸

CM　：カイロミクロン
FFA　：遊離脂肪酸
CE　：コレステロールエステル
LPL　：リポタンパクリパーゼ
HL　：肝性リパーゼ

VLDL：超低比重リポタンパク
IDL　：中間比重リポタンパク
LDL　：低比重リポタンパク
HDL　：高比重リポタンパク

流れの脂質代謝が正常に行われれば問題ないのですが、脂質異常症になると、LDL値と、TG値（中性脂肪値）が高く、HDL値が低い状態になっています。末梢細胞や肝細胞からのリポタンパクの取り込みが悪くなったり、肝臓でコレステロールが過剰に作られると、高コレステロール血症になります。血液中に残ったLDLは酸化されたり変性したりしてマクロファージに取り込まれ、動脈壁に侵入して蓄積すると動脈硬化を引き起こします。また高コレステロール血症により血管壁に傷がつくと、血小板がくっついて血栓ができやすくなり血液の流れも遮断されやすくなっていきます。高TG血症となると、VLDLは通常よりTGに富んだTG-リッチVLDLとなります。このTG-リッチVLDLは代謝されて、小型で比重の重いsmall dense LDLとなります。このsmall dense LDLは細胞のLDL受容体と結合が弱いために組織に取り込まれず血管内に滞り、サイズが小さいため血管壁内に容易に入り込み酸化を受け動脈硬化の形成を促進します。これが、「悪玉LDL」なのです。また、TGが多いと凝固因子が活性化され血栓ができやすくなります。なお、中性脂肪値とHDL値の間にはシーソー現象がみられるため、高TG血症の人は末梢細胞から余分なコレステロールを回収する役割を果たすHDL値が低い「低コレステロール血症」を伴います。このようにTGが高い状態は、動脈硬化を促進する悪い状態です。進んでしまった動脈硬化を元にもどすことはできません。そうなる前の予防が大切です。

● 脂質代謝を改善させる薬剤

　脂質代謝を改善する薬剤の1つにEPA（イコサペント酸エチル）という多価不飽和脂肪酸があります。EPAは、「n-3系多価不飽和脂肪酸」に属し、1つ以上の炭素の二重結合や三重結合をもつもので、脂質の材料であり、エネルギー源ともなります。体内で生合成されないので、必須脂肪酸といわれます。

　この「EPA」の作用は、①小腸からの中性脂肪の吸収を抑制する、②肝臓での中性脂肪の合成を抑制する、③LPLの活性を亢進してリポタンパクの代謝（VLDL→IDL→LDL）を促進します。その他の作用として、④動脈の弾力性を保護する作用、⑤血小板凝集抑制作用があります。この医薬品を服用して4週間で中性脂肪値が改善されるため、効果がでるまで継続します。服用の目安は、3〜6ヶ月です。また⑤の血小板凝集抑制作用は、2〜4週間で発現するために出血傾向に注意する必要があります。

　EPA製剤以外にコレステロールを下げる薬剤が3種類あります。その1つが、植物ステロール類のソイステロールで、消化管からコレステロールが吸収される際に吸収を競合阻害して便中へのコレステロールの排出を促進します。2つ目の薬剤は、パンテチンという水溶性ビタミン$B_5$で、脂質や糖質の代謝に必要な補酵素です。パンテチンは脂質・糖質の代謝を促進して血中の総コレステロールを減少させます。3つ目に、ホスファチジルコリンがあります。これは、大豆から抽出・精製した高活性レシチン（リン脂質）です。体内の細胞膜、特に肝細胞膜の重要な構成成分で、細胞膜の修復・再生・

膜の安定化作用があります。ホスファチジルコリンは、脂肪分解酵素（LPL）を活性化してリポタンパクの中の中性脂肪をグリセリンと遊離脂肪酸に分解します。

 ## 販売前に確認

EPA製剤（イコサペント酸エチル）は、第1類医薬品であり、この薬の使用は医療機関を受診したことのある人に限られていて、販売するには販売条件（以下の①〜⑦までを確認）があります。

### ①20歳以上ですか？

20歳未満で脂質異常症が疑われる場合、遺伝性の高脂血症（原発性高脂血症）が考えられるので、該当する場合には早期の受診が必要です。

### ②健康診断で中性脂肪値はどのくらいでしたか？

来店された時からさかのぼり4ヶ月以内に測定されたもので、中性脂肪値が150mg/dL以上300mg/dL未満であることを確認します。また、その結果を踏まえて医師からはすぐに治療の必要はないと診断されていることも確認します。

### ③現在、脂質異常症・糖尿病・高血圧症と診断をされ治療を受けていませんか？

このような治療を受けている方が中性脂肪の異常を合併した場合には、医師の治療が必要なのでEPA製剤は対象外となります。

### ④出血しやすい疾患にかかっていませんか？
### 出血しやすくなるようなお薬を飲んでいませんか？

EPA製剤には、血小板凝集抑制作用があるため出血傾向があります（付表4-Ⓓ）。そのため、出血していたり、出血しやすくなる薬＊を服用している場合、手術を予定している場合などは、出血傾向が強くなり、止血が困難になるおそれがあるため、該当する方は対象外となります。このEPAの血小板凝集抑制作用は服用し始めて2〜4週間で発現するので、注意が必要です。

＊対象薬：ワルファリン等の抗凝血薬、アスピリンを含有するかぜ薬・解熱鎮痛薬、インドメタシンを含有する鎮痛消炎薬、チクロピジン塩酸塩やシロスタゾール等の抗血小板薬

### ⑤親・兄弟姉妹に原発性高脂血症と診断された方がいませんか？

家族歴を確認して、親・兄弟姉妹に原発性高脂血症（家族性高コレステロール血症）などと診断された方がいる場合は、本人も原発性高脂血症である可能性が高く、医師に

よる治療が必要であるため対象外となります。

⑥狭心症・心筋梗塞・脳卒中と診断されたことがありますか？

　冠動脈疾患や脳卒中の既往がある方は、自己判断で服用すべきでなく医師に必要性を判断してもらうことが必要なので、対象外となります。

⑦妊娠・授乳中ではありませんか？

　妊婦への投与の安全性は確立していません。また動物実験で乳汁中への移行が認められているので授乳中の方は対象外となります。

**〈服用について〉**

●かぜ薬や、痛み止めを飲んでいませんか？　（付表4-Ⓓ）

　アスピリン等の出血傾向を強める使用禁忌の成分が入っているかぜ薬を服用するときには、EPAの服用を中止します。

●DHAやEPAなどを含むサプリメントをとっていませんか？

　重複する成分のサプリメントを摂取している場合は、サプリメントを中止します。

●EPA製剤を服用して正常値の範囲に入りましたか？

　正常値に入っても、効果が安定する3〜6ヶ月後までは服用を継続します。食生活や生活習慣を改善することが大切です。また、中性脂肪値は改善傾向を示しても、まだ境界領域（150mg/dL以上300mg/dL未満）で、中性脂肪値が服用開始前と比較して、10%以上悪化した場合には受診勧奨します。

 ## 生活の留意点

●生活の中に運動をとりいれる

　運動のメリットは、糖の細胞への取り込みと末梢循環機能（血行）を改善することです。運動すると、筋肉への血流量が増え、末梢までインスリンが行き渡り、糖の取り込みが上がります。即効的に食後の高血糖をおさえ、また継続することで筋肉量も増加し基礎代謝も上がって、インスリン感受性・インスリン抵抗性も改善されます。また、インスリンとは別のメカニズムで、筋肉にあるAMPキナーゼという酵素が運動することで活発に働き糖を取り込むことができます。有酸素運動では遊離脂肪酸がエネルギー源として使われるので、有酸素運動を続けることでとりすぎたエネルギーを消費できるよ

うになり、脂肪の蓄積を防ぐことができます。また、血管の弾力性がよくなり血圧が下がることも期待できます。運動は食後30分〜1時間くらいに始めるのがよいです。有酸素運動にはウォーキング、ジョギング、水泳などがあり、心拍数が100〜120拍/分を目安に漸増していきます。トレーニング効果を出すには、20〜30分間続けることが必要です。ウォーキングは1日に1万歩を目標にします。膝に障害のある人は、プールでの水中歩行や自転車こぎの運動を行いましょう。

## ●食事

**食後の高血糖を改善する：**食後の血糖値が高いほど、糖尿病に移行しやすいといわれています。食事はゆっくり食べ、野菜・食物繊維を十分にとります。日々の食生活に利用できるものとして、健康食品の「難消化性デキストリン」があり、これは水溶性食物繊維で、小腸から時間をかけて糖質を吸収させるため食後の血糖上昇を抑えられます。

**食後の内容を見直す：**肥満の解消は運動だけでは難しく、さらに食事に気をつけることが重要です。まず1日の適正エネルギー量※を知り、そのエネルギー量に応じた栄養バランスのよい食事を規則正しくとることが大切です。食物繊維を多く含む野菜・キノコ・海藻を積極的に摂取します。1日に食物繊維は20〜25g以上、野菜では1日350g以上食べることが目標です。日本人の1日の塩分摂取目安は11〜12gですが、血圧が高めの方は、1日6g未満が目標です。アルコールは、カロリーが高く、とりすぎると肥満に繋がるので、適量は1日25gくらいまでです。脂質は、コレステロール含有の高い食材（卵や内臓を含む小魚類）を控えます。1日の食事からとるコレステロールの量を300mg/日以下にすることが目標です。魚類や植物には不飽和多価脂肪酸が多く含まれ、特にn-3系多価不飽和脂肪酸であるEPAやDHAは青魚に多く含まれます。またαリノレン酸やオレイン酸を多く含むしそ油・大豆油・オリーブ油・菜種油等を積極的に摂取するとよいです。果物は、糖分が多く中性脂肪を増やす原因となるので、握りこぶし2個分程度にし、とり過ぎないようにすることが大切です。

※適正なエネルギー量（1日）の目安
　　標準体重＝（身長m）$^2$×22
　　適正エネルギー量（kcal）＝標準体重×（25〜40＊）

＊日常の活動量に応じる：軽度25〜30、中程度30〜35、重度35〜40

●血圧のコントロール

　常に血管壁に強い圧力がかかると、動脈硬化が進行します。アルコールや食塩の過剰摂取に注意しましょう。特定保健用食品の「ペプチド」は、アンジオテンシン（ACE）変換酵素阻害作用をもつとされ、降圧作用が期待されます。

●禁煙

　喫煙は脂質代謝異常を起こし、動脈硬化を急速に進め、インスリン抵抗性を悪化させ、一過性に血圧の上昇を認め、生活習慣病を悪化させるので禁煙しましょう。OTC薬では禁煙を助けるものとして禁煙補助剤があります。

 ## 主な商品・特徴

| 分類 | 主な商品名（例） | 特徴・注意・効能効果 |
|---|---|---|
| EPA製剤<br>（n-3系多価不飽和脂肪酸） | エパデールT<br>（第1類医薬品） | 【特徴】<br>イワシ油が原料の純度96.5%以上のEPAを配合<br>血清脂質改善作用と動脈の弾力性保持作用、血小板凝集抑制作用がある<br>【注意】<br>血小板凝集抑制作用があるので、出血傾向に注意する<br>手術前・月経中・出血傾向のある方や出血性疾患にかかっている方には販売しない<br>吸収されるのに胆汁酸が必要なため食直後に服用する。軟カプセルのため、かむと飲みにくい油状成分が出るのでかまずに服用する<br>20歳未満は服用しないこと<br>【効能効果】<br>健康診断などで指定された、境界領域の中性脂肪値の改善<br>（境界領域：中性脂肪150mg/dL以上300mg/dL未満） |
| 植物ステロール<br>（ソイステロール）<br>とB群ビタミン<br>（パンテチン）等<br>配合薬 | ①ローカスタEX<br>（第3類医薬品）<br>②ユンゲオール3<br>（第3類医薬品） | 【特徴】<br>①パンテチン、ソイステロール、天然型ビタミンE、ルチン、ピリドキシン塩酸塩（ビタミンB6）を配合<br>　パンテチンは、水溶性ビタミンB5でCoAの構成成分。脂質や糖質の代謝に必要な酵素。脂質・糖質の代謝を促進して血中の総コレステロールを減少させる<br>　ルチンはポリフェノールの一種でそばに多く含まれ、血管を丈夫にし、ビタミンB6は血管を正常に保つ |

| 分類 | 主な商品名（例） | 特徴・注意・効能効果 |
|---|---|---|
| | | ②パンテチン、ソイステロール、天然型ビタミンEを配合<br>【注意】<br>15歳未満は服用しないこと<br>1ヶ月ほど服用後、医療機関でコレステロール値を測定すること<br>生理周期が変動したり経血量がやや多くなることがある<br>下痢・軟便が現れることがある<br>【効能効果】<br>血清高コレステロールの改善<br>血清高コレステロールに伴う末梢血行障害（手足の冷え、しびれ）の緩和 |
| ホスファチジルコリン製剤 | シンプトップ、エサヘパンS、ノチラック<br>（第3類医薬品） | 【特徴】<br>主成分ポリエンホスファチジルコリンは大豆から抽出し精製したレシチン（リン脂質）<br>ホスファチジルコリンは脂質分解酵素（LPL）を活性化しリポタンパク中の中性脂肪をグリセリンと遊離脂肪酸に分解し血液中に排泄させる<br>HDLコレステロールを増加させる<br>肝臓におけるコレステロールの代謝、胆汁の合成・排泄を促進する<br>【注意】<br>かまずに服用する<br>【効能効果】<br>血清高コレステロールの改善 |

（塚原　俊夫）

# 付 表

## 付表1　重大な副作用の自覚症状と医薬品の例

|   | 重大な副作用 | 自覚できる初期症状 | 原因となる医薬品（例） |
|---|---|---|---|
| Ⓐ | ショック（アナフィラキシー） | 服用後（使用後）すぐにじん麻疹、むくみ、胸苦しさなどとともに、顔色が青白くなる、手足が冷たくなる、冷や汗・息苦しさなどが現れる | アセトアミノフェン、リゾチーム塩酸塩、ヨウ素製剤、ニコチン製剤 |
| Ⓑ | スティーブンス・ジョンソン症候群 | 高熱を伴って、発疹・発赤、火傷様の水ぶくれなどの激しい症状が、全身の皮膚、口や目の粘膜に現れる | 総合感冒薬、解熱鎮痛薬、$H_2$ブロッカー |
| Ⓒ | 肝機能障害 | 全身のだるさ、黄疸（皮膚や白目が黄色くなる）などが現れる | アセトアミノフェン、小柴胡湯、葛根湯、$H_2$ブロッカー |
| Ⓓ | 偽アルドステロン症 | 尿量が減少する、手足がむくむ、まぶたが重くなる、手がこわばる、血圧が高くなる、頭痛などが現れる | カンゾウを含む製剤（芍薬甘草湯、抑肝散） |
| Ⓔ | 喘息（アスピリン喘息） | 薬を使用してから数分〜1時間以内に、まず鼻水・鼻づまりが始まり、咳やゼーゼーする症状が出始め喘息発作となり、呼吸困難となる | 総合感冒薬、解熱鎮痛薬 |
| Ⓕ | 間質性肺炎 | かぜ症状（咳、倦怠感、発熱など）を自覚するようになり、空咳（乾性咳嗽）、労作時の息切れ（呼吸困難）、発熱などの症状が強くなってくる。特に、痰を伴わない乾性咳嗽が特徴 | 総合感冒薬、小柴胡湯 |
| Ⓖ | 血液障害 | のどの痛み、発熱、全身のだるさ、顔やまぶたの裏が白っぽくなる、出血しやすくなる（歯茎の出血、鼻血など）、青あざができる（押しても色が消えない）などが現れる | $H_2$ブロッカー |
| Ⓗ | 接触皮膚炎、光線過敏症 | 塗擦部に強いかゆみを伴う発疹・発赤、腫れ、刺激感、水疱・ただれなどの激しい皮膚炎症状や色素沈着、白斑が現れる。中には発疹・発赤、かゆみなどの症状が全身に広がることがある | ジクロフェナクナトリウム、ケトプロフェン（外用） |

## 付表2　OTC薬の「してはいけないこと」の例

| | してはいけないこと（禁忌） | OTC薬の成分の例 |
|---|---|---|
| Ⓐ | 卵白アレルギーの人は服用・使用しない | リゾチーム塩酸塩を含有するもの（内服薬、外用薬）（医療用は2016年より販売中止） |
| Ⓑ | 前立腺肥大による排尿困難*の症状がある人は服用しない | プソイドエフェドリン塩酸塩を含有する内服薬 |
| Ⓒ | 解熱鎮痛薬を服用して、喘息を起こしたことがある人は服用しない | アスピリン、アスピリンアルミニウム、エテンザミド、サザピリン、サリチルアミド、イブプロフェン、アセトアミノフェン、イソプロピルアンチピリン、ロキソプロフェンナトリウムなどを含有する内服薬 |
| Ⓓ | 喘息を起こしたことがある人は使用しない | インドメタシン、ケトプロフェン、ピロキシカム、フェルビナク、ジクロフェナクナトリウムを含有する外用薬 |
| Ⓔ | てんかん又はけいれん発作を起こしたことがある人は服用しない | ケトチフェンフマル酸塩を含む内服薬 |
| Ⓕ | 透析療法を受けている人は服用しない | スクラルファート水和物、水酸化アルミニウムゲル、ケイ酸アルミン酸マグネシウム、ケイ酸アルミニウム、合成ヒドロタルサイト、アルジオキサなどのアルミニウムを含む内服薬 |
| Ⓖ | 水痘、水虫、たむし、化膿している患部に使用しない | 副腎皮質ステロイドを含む外用薬、インドメタシン、フェルビナク、ケトプロフェン、ピロキシカムを含む外用薬 |
| Ⓗ | 授乳中の人は服用・使用しない | ニコチン、フェキソフェナジン、エバスチン、セチリジン塩酸塩、ジフェンヒドラミンサリチル酸塩、ロートエキス、ファモチジン、テオフィリン、ジメンヒドリナート、センノシド、センナ、ダイオウを含有する内服薬。ジフェンヒドラミン塩酸塩を含有する内服薬・坐薬。フルニソリドを含有する点鼻 |
| Ⓘ | 乗物又は機械類の運転操作をしない | 抗ヒスタミン薬、スコポラミン、ベラドンナ総アルカロイド、ヨウ化イソプロパミド、メチルオクタトロピン臭化物、コデインリン酸塩水和物、ジヒドロコデイン水和物、ブロムワレリル尿素、アリルイソプロピルアセチル尿素などを含有する内服薬 |
| Ⓙ | 服用時は飲酒しない | 総合感冒薬、解熱鎮痛薬、ビスマス製剤、ブロムワレリル尿素を含有する内服薬。例えばアセトアミノフェンは、毒性の強い活性型代謝産物産生が増加し、肝障害の危険性が高まる。ブロムワレリル尿素は中枢神経抑制作用が増強する |
| Ⓚ | 長期連用しない | グリチルリチン酸40mg/日以上、又はカンゾウとして1g/日以上配合されている内服薬は、偽アルドステロン症を起こす可能性がある。副腎皮質ステロイドをコルチゾン換算で1g又は1mL中に0.025mg以上含有する外用薬・坐薬。アルミニウム塩を含有する胃腸薬。コデイン塩酸塩、ジヒドロコデイン塩酸塩を含む鎮咳去痰薬、総合感冒薬は依存、乱用に注意 |

| | してはいけないこと（禁忌） | OTC薬の成分の例 |
|---|---|---|
| Ⓛ | 15歳未満の小児は服用・使用しない | アスピリン、アスピリンアルミニウム、サザピリン、エバスチン、ファモチジンを含有する内服薬。サリチル酸系製剤はライ症候群が現れる危険性があるため避ける。プロメタジン、イブプロフェン、抗ヒスタミン成分を主薬とする催眠鎮静薬（ドリエル等）、オキセサゼイン、ロペラミドを含む内服薬、クロトリマゾール、ミコナゾール硝酸塩、イソコナゾール硝酸塩を含有する膣錠 |
| Ⓜ | 12歳未満の小児は服用しない | コデイン塩酸塩水和物、ジヒドロコデインリン酸塩などを含む内服薬 |

* スコポラミン、ロートエキスを含む内服薬のOTC薬の添付文書では、排尿困難な人については「医師、薬剤師に相談すること」の項目に含まれている。しかし、これら抗コリン薬の医療用添付文書には前立腺肥大による排尿困難は禁忌となっており、実際上の禁忌項目とみなせる。

## 付表3　OTC医薬品成分別、注意事項の例

| | 成分（分類） | 使用目的の例 |
|---|---|---|
| Ⓐ | プソイドエフェドリン（内服） | α₁を刺激し血管を収縮して鼻づまりの緩和を目的とし、鼻炎用内服液に配合 |
| Ⓑ | dℓ-メチルエフェドリン、エフェドリン（内服） | β₂を刺激し気管支拡張して鎮咳、α₁を刺激し血管を収縮して鼻づまりの緩和 |
| Ⓒ | ナファゾリン、テトラヒドロゾリン点眼・点鼻（外用） | α₁を刺激し血管を収縮して、目の充血や鼻づまりの緩和を目的に点眼・点鼻薬に配合、鼻づまりの緩和 |
| Ⓓ | ロートエキス、ベラドンナ総アルカロイド等の抗コリン薬（内服） | 胸やけや胃痛の緩和に胃薬として、下痢止めとして使用 |
| Ⓔ | クロルフェニラミン等の抗ヒスタミン薬（内服） | かぜ薬、鼻炎用内服薬等に、くしゃみ、鼻水等の緩和を目的として配合 |
| Ⓕ | ビタミンA、肝油（内服） | ビタミンAの欠乏による目の乾燥、夜盲症に使用 |
| Ⓖ | アスピリン、イブプロフェン、ロキソプロフェン（内服） | 解熱、鎮痛、抗炎症効果を期待して、かぜ薬、解熱鎮痛薬、生理痛専門薬等に配合 |

禁：してはいけないこと、 相：相談すること

| 注意例（してはいけないこと、相談すること） | 副作用例（又はその理由） |
|---|---|
| 禁 前立腺肥大による排尿困難、心臓病、高血圧、糖尿病、甲状腺機能障害 | （心臓刺激作用、血管収縮作用、肝グリコーゲン分解作用、交感神経興奮作用） |
| 相 心臓病、高血圧、糖尿病、甲状腺機能障害 | （心臓刺激作用、血管収縮作用、肝グリコーゲン分解作用、交感神経興奮作用） |
| 禁 長期連用<br>相 心臓病、高血圧、糖尿病、甲状腺機能障害、緑内障 | 過度の使用による二次充血（鼻づまり）をきたす |
| 禁 授乳、車の運転<br>相 排尿困難、心臓病、緑内障 | 抗コリン作用による口渇、便秘、排尿困難、異常なまぶしさ、眼圧上昇 |
| 禁 車の運転<br>相 排尿困難、心臓病、緑内障 | 傾眠、抗コリン作用による排尿困難、眼圧上昇 |
| 禁 妊娠3ヶ月以内 | 口裂、耳・鼻の異常などの先天性異常のリスク上昇 |
| 禁 15歳未満、出産予定日12週以内、解熱鎮痛薬、かぜ薬で喘息を起こしたことのある人<br>相 胃・十二指腸潰瘍 | NSAIDs潰瘍、腎機能障害、アスピリン喘息。アスピリン等サリチル酸系薬剤はライ症候群との関連が疑われている |

## 付表4 OTC成分との相互作用の例

| | OTC成分（①） | 影響する成分、物質（②） | 内容 |
|---|---|---|---|
| Ⓐ | アルミニウムを含む、スクラルファート、水酸化アルミニウムゲル、ケイ酸アルミン酸マグネシウム、ケイ酸アルミニウム、合成ヒドロタルサイト、アルジオキサ等。マグネシウムを含む、酸化マグネシウム、硫酸マグネシウム | ⟷ キノロン系抗菌薬 | 多価金属イオンを含有する製剤との併用で、②が難溶性のキレートを形成し、消化管からの吸収を低下させる |
| Ⓑ | テオフィリン | ⟷ タバコ（喫煙） | 喫煙により肝薬物代謝酵素が誘導され、①の血中濃度が低下。また、禁煙により①の血中濃度が上昇 |
| | | ⟷ カフェイン | テオフィリン、ジプロフィリン、プロキシフィリン、及びカフェインはキサンチン系薬剤であり、併用により過度の中枢神経刺激作用が現れる |
| Ⓒ | カフェイン | ⟷ コーヒー、エナジードリンク | カフェインの過剰摂取により中枢興奮、循環器への悪影響 |
| Ⓓ | アスピリン、EPA | ⟷ 抗凝固薬、抗血小板薬 | 抗血小板作用を有するので、抗凝固薬、抗血小板薬との併用により相加的に出血傾向が増大する |
| Ⓔ | トラネキサム酸、セトラキサート | ⟷ 経口避妊薬、ホルモン補充療法、トロンビン | 抗プラスミン作用があり、血栓ができやすくなったり、血栓を安定化する。②により、血栓のリスクが上昇する（セトラキサートは代謝されてトラネキサム酸を生じる） |
| Ⓕ | ビタミンC | ⟷ 尿・便検査薬 | 尿糖検査での尿糖の検出を妨げたり、尿・便潜血検査で偽陰性を呈することがある |
| Ⓖ | ビタミンD | ⟷ カルシウム製剤 | 高カルシウム血症のおそれ |

# 索 引

**薬ゼミファーマブック**

# 薬の選び方を学び 実践する OTC薬入門〔改訂第6版〕

2021年4月3日 発行©

（2021年4月3日 第6版第1刷）

監 修　上村 直樹
　　　　鹿村 恵明

発行人　穂坂 邦大

発行所　株式会社薬ゼミ情報教育センター
　　　　〒101-0054 東京都千代田区神田錦町3-12-10 神田竹尾ビル4階
　　　　TEL 03-3518-8246

編集室　学校法人医学アカデミー 出版課
　　　　〒101-0054 東京都千代田区神田錦町3-12-10 神田竹尾ビル4階
　　　　TEL 03-3518-8243 ／ FAX 03-3518-8244

ISBN 978-4-910243-05-4